Für meine Kinder
an der Hand

In Liebe

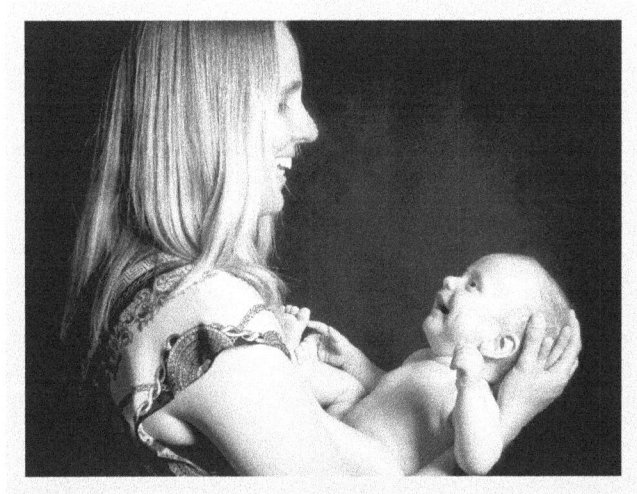

Ihr seid die Sonne meines Lebens,
das Licht in dunkler Nacht und
der Grund für jeden neuen Tag.

Bibliografische Information der Deutschen Nationalbibliothek:
Die Deutsche Nationalbibliothek verzeichnet diese Publikation in der Deutschen
Nationalbibliografie; detaillierte bibliografische Daten sind im Internet über
http://dnb.d-nb.de abrufbar.

Hinweis:

Das Werk einschließlich aller seiner Teile ist urheberrechtlich geschützt. Jede Verwertung außerhalb der Bestimmungen des Urheberrechtsgesetzes ist ohne schriftliche Zustimmung des Verlags unzulässig und strafbar. Dies gilt insbesondere für Vervielfältigungen, Übersetzungen, Mikroverfilmungen und die Einspeicherung und Verarbeitung in elektronischen Systemen.

Das persönliche Erleben und die schriftlichen Ausführungen der Autorin sind subjektiv. Das vorliegende Buch versteht sich nicht als medizinischer Ratgeber, die Autorin hat keine medizinischen Fachkenntnisse und berichtet über Begebenheiten, die sich in ihrer Erinnerung so zugetragen haben.

Weder Autorin noch Verlag können für eventuelle Nachteile oder Schäden, die aus den im Buch vorliegenden Informationen resultieren, eine Haftung übernehmen. Befragen Sie im Zweifelsfall bitte Hebamme, Stillfachpersonal, Arzt oder Apotheker. Alle Angaben erfolgen ohne Gewähr. Eine Haftung der Autorin bzw. des Verlags und seiner Beauftragten für Personen-, Sach- und Vermögensschäden ist ebenfalls ausgeschlossen.

Markenschutz:

Dieses Buch enthält eingetragene Warenzeichen, Handelsnamen und Gebrauchsmarken. Wenn diese nicht als solche gekennzeichnet sein sollten, so gelten trotzdem die entsprechenden Bestimmungen.

1. Auflage	November 2016
© 2016	edition riedenburg
Verlagsanschrift	Anton-Hochmuth-Straße 8, 5020 Salzburg, Österreich
Internet	www.editionriedenburg.at
E-Mail	verlag@editionriedenburg.at
Lektorat	Dr. phil. Heike Wolter, Regensburg
Bildnachweis	Fotos: Sandra Wiedemann Portrait von Sandra auf Coverrückseite sowie Sandra und Baby auf S. 1 Buchblock: © Fotografie Zacherl Schmetterlinge: © Nelli Valova – Fotolia.com
Zitatnachweis	Zitat Seite 163 unten aus: Marie F. Mongan: Hypnobirthing. Der natürliche Weg zu einer sicheren, sanften und leichten Geburt. Murnau, 2016. S. 168.
Satz und Layout	edition riedenburg
Herstellung	Books on Demand GmbH, Norderstedt

ISBN 978-3-903085-44-2

Sandra Wiedemann

Zurück zum guten Bauchgefühl
Folgewunder als Seelenretter?

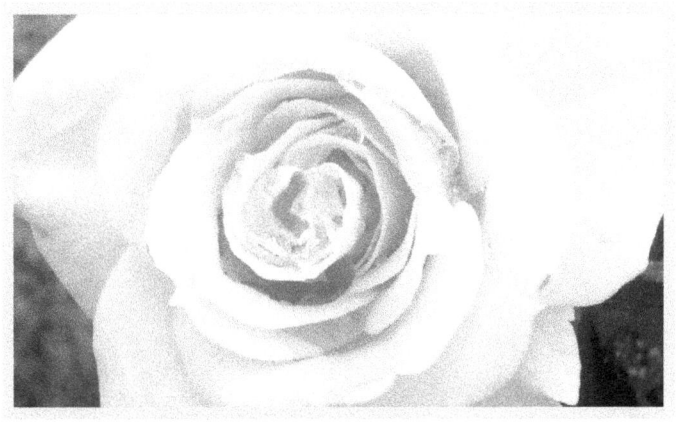

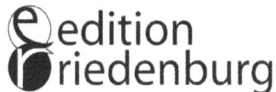

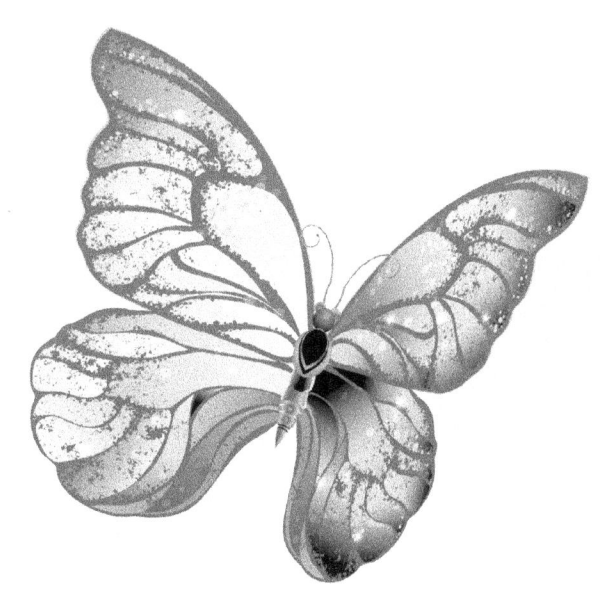

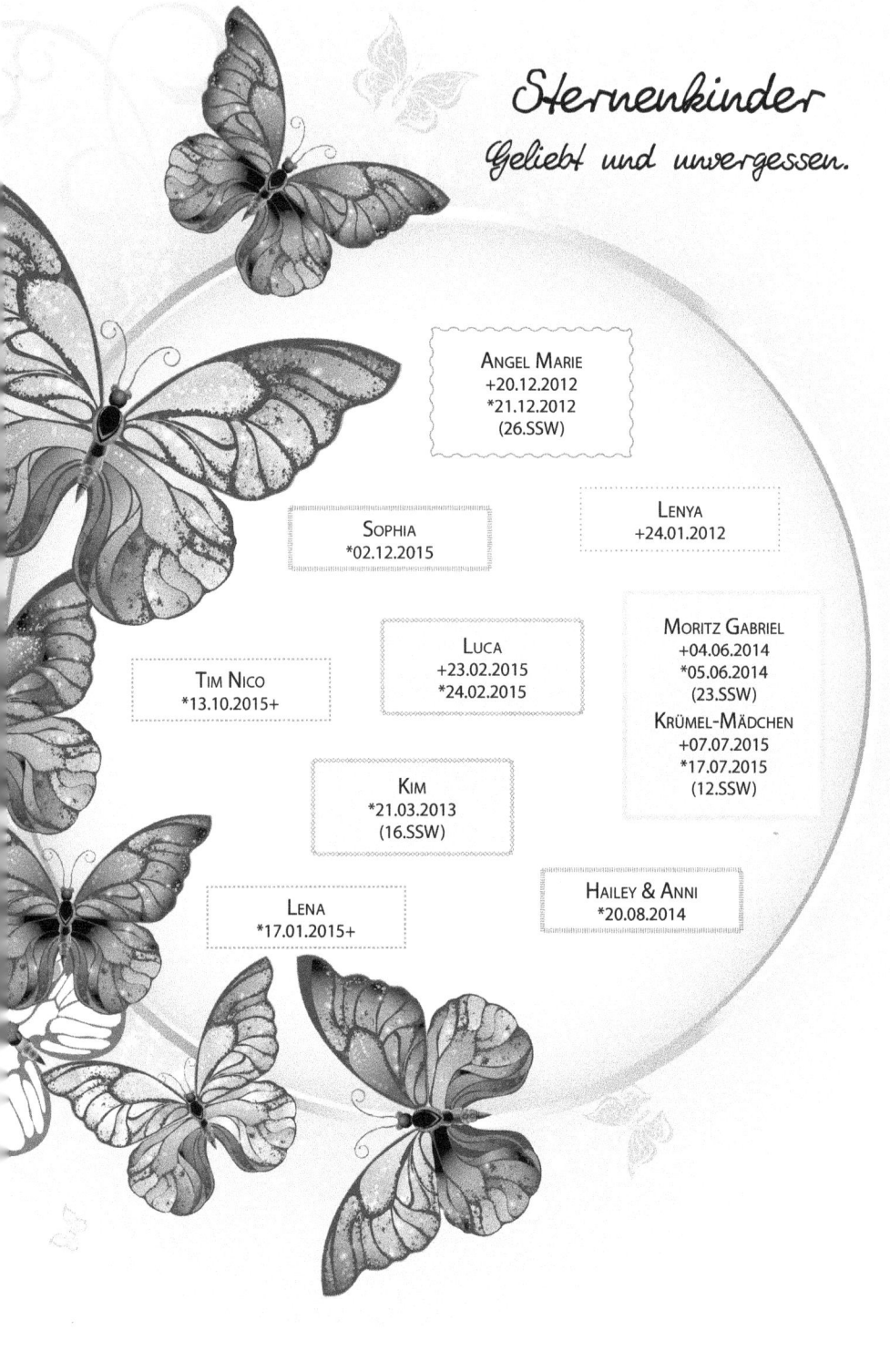

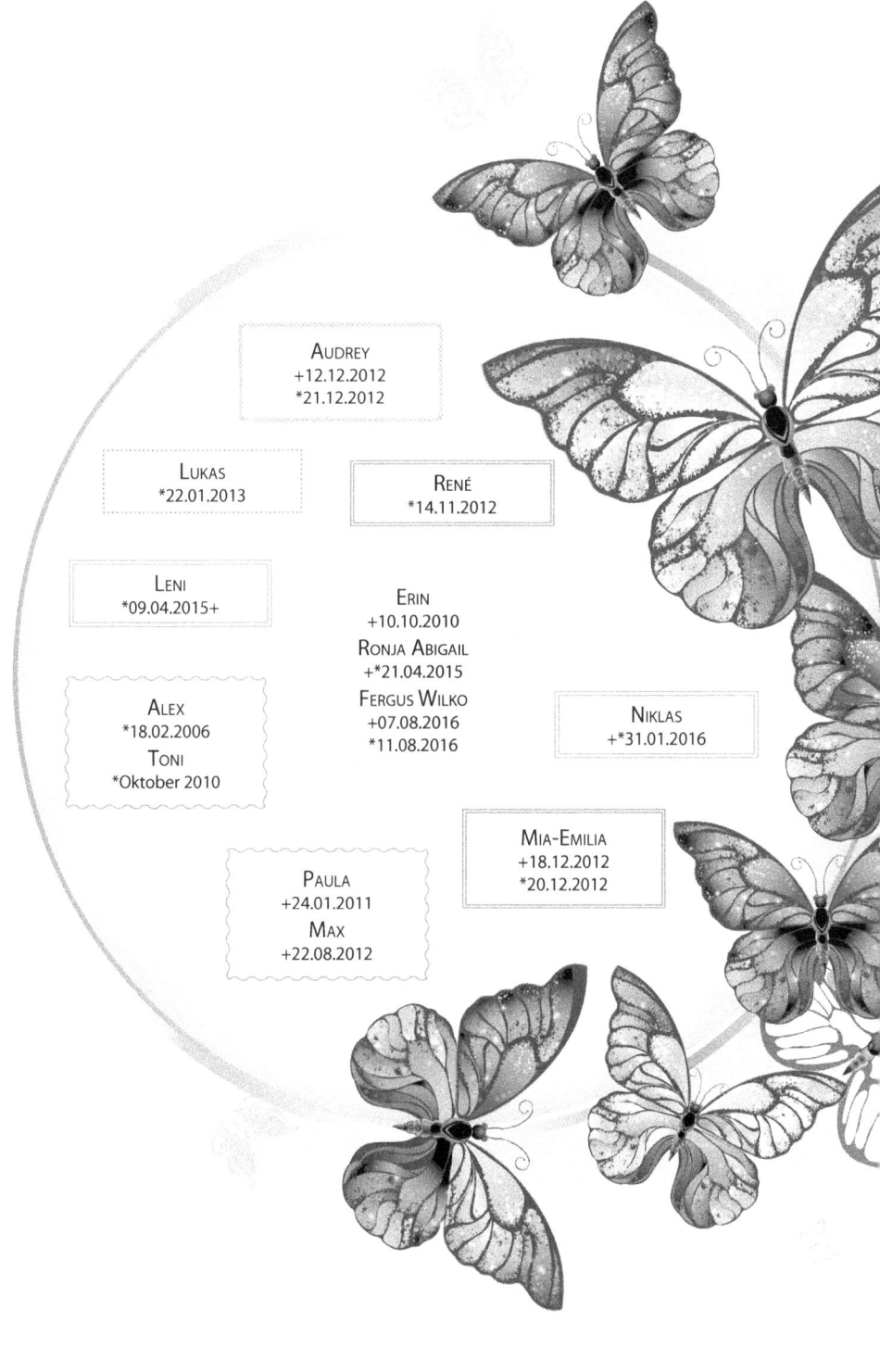

Hannah	Tim	Louis
+*05.08.2015	*24.03.2015+	*30.12.2014+
		(21.SSW)

Jannes	Johannes	Jannis Leonidas
*15.02.2016+	+11.05.2015	*06.11.2015
(29.SSW)	*13.05.2015	+25.11.2015

Mariechen	Eleni	Simea
*18.06.2016+	*17.11.2006	*26.06.2014+
	+02.05.2013	

Kevin		Emma Jolie
*22.06.2001	Ylva	*23.06.2016+
(33.SSW)	*02.11.2015	
Mike	+03.11.2015	
*03.06.2002	(28.SSW)	Leni
(24.SSW)		*10.03.2016
		(40. SSW)

Ella Charlotte	Gavrilo	
*28.07.2015	*01.01.2016	Miina Aliisa
	(27.SSW)	*07.08.2014
		(38.SSW)
Timo		
*17.09.2004	Lia	
+03.08.2005	*28.06.2015	
Tinchen	+31.03.2016	Steven Martin
*10.11.2002		*19.03.2016+

Ben	Meike	Elias
*03.09.2014+	*12.12.2013+	*05.12.2006
		(40.SSW)
Maria	Sophia	Hannan
+29.12.2014	*31.07.2014	*07.06.2016
*30.12.2014		(38.SSW)

Amélie	Isabell-Josefine	Krümel
+*06.11.2014	*13.11.2010	*10.02.2016
	(20.SSW)	(15.SSW)

Noah		Joel
*18.04.2015	Johanna	*10.11.2011+
	*17.07.2012	(15.SSW)
	+07.09.2012	Riley
Robin		*21.02.2015
*07.10.2014		

Laurenz Finn	Stern	Marie
*05.11.2015	+01.10.2014	*19.03.2015
	(9.SSW)	

Mika +20.06.2002 (9.SSW)	Jaro Auriel +*01.10.2015	Jängi *10.06.2016
Isa +09.09.2006 (9.SSW)	Georg *19.08.2011+	Felix *29.04.2016
Jan +17.07.2011 (9.SSW)	Jan-Nick +*16.03.2015 (31.SSW)	Emil Jonathan +*10.06.2015
Aurelia *19.05.2015+ (41.SSW)	Leon +*20.11.2015 (11.SSW)	Mila +25.08.2015 *29.09.2015
Angel +18.05.2016 *20.05.2016 (14.SSW)		
	Cécilia-Sophia *09.06.2013 (16.SSW)	Amelie +11.11.2015 *12.11.2015
Tom +11.03.2016 *21.03.2016	Kathleen Marie *06.11.2014	Lily-Marleen *20.02.2009 +31.10.2011
Mia *25.09.2015+ (40.SSW)	Jamie Alexander *18.06.2016	Luisa Loretta *13.04.2016
Marvin *23.11.1999+ Marlon *14.08.2002+	Mercedes *17.06.2016+	Milan Manuel +*24.06.2016
Sternchen Zehnder *11.05.1994	Luana Cèline *02.07.2015 +27.09.2015	Sternenzwillinge *09.07.2016+
Oskar +*15.03.2016	Marlon *18.10.2010 +19.10.2010	John +*13.07.2015 (17.SSW)
Amelie-Martha Sofia *04.05.2015+	Phoenix *17.01.2015 (19.SSW)	Maxime-Luna +*26.07.2007 Jamie-Lou +*15.01.2013
Noah *20.11.2015 +09.03.2016	Peter *03.05.2016 (16.SSW)	Marlin-Hope +*30.03.2014
Anuk *29.06.2016+	Adrian *06.06.2016	Leo +*21.01.2015

Annabelle +*29.06.2016	**Venice-Zoey** +*08.05.2015	**Anton** +*17.07.2014 (40.SSW)
Safiya Galina *15.06.2016+ (34.SSW)	**Matteo** +*02.08.2016 (37.SSW)	**Julian** *27.07.2015 +10.04.2016
Elisa +*15.03.2015	**Emma** *09.09.2014 (21.SSW)	**Max & Milan** *09.07.2015+
Noah +30.11.2014 *03.12.2014 (19.SSW)	**Oliver** +*22.12.2008 **Jens** +*22.08.2012	**Jonas** +*12.02.2007
Elias +*09.07.2015	**Emily-Summer** *29.08.2015 +02.10.2015	**Lotta Amelie** *04.10.2015 +05.10.2015
Linus +18.02.2015 *19.02.2015 **Jannik** +*27.04.2016	**Emilia & Ludwig** +*24.08.2014 (22.SSW)	**Evelyn** *11.11.2015 (27.SSW) **Yuna** +*31.08.2010
Karlo +*20.05.2016 **Mats Lukas** +26.10.2014 *31.10.2014	**Joel Milan & Jayden Mats** *21.06.2016+ **Liam** +*02.09.2013	**Felix** *27.08.2014 (19.SSW) **Noah & Julian** *03.03.2016 (9.SSW)
Ophelia *02.07.2014+ **Luis** *30.10.2015+	**Lennart** +*19.06.2015 (39.SSW)	**Jonah & Fynn** +*15.01.2015 (26.SSW)
Johannes Nick *05.01.2003+ **Joelle** *15.09.2015	**Maximilian** *23.05.2015 +14.07.2016	**Lisa** *11.03.2016 **Nico** +*09.12.2015
Sternchen *22.10.2015	**Lennox** *18.05.2016 +25.05.2016	**Paul** *01.04.2015

Sternchen *29.06.2005 (12.SSW)	Kate Noemi +*10.12.2015	Cyara H. *20.09.2007+
Leon *17.03.2010 (30.SSW) Sternchen *10.12.2010 (7.SSW)	Melek Umut +10.12.2011 (7.SSW) Kerem Emre *17.08.2014+ (19.SSW)	Taavi *24.04.2016 Judith *09.06.2015
Sternchen *31.03.2016+ (10.SSW)	Bebeyim (Zwilling von Mina) +04.08.2015 (8.-10.SSW) Mina (Zwilling von Bebeyim) *20.10.2015+ (21.SSW)	Maira *13.11.2014 +14.11.2014
Lasse Bent *09.11.2014+ (40.SSW)		Dominic *07.08.2015 (32.SSW)
Lio +19.05.2016 *21.05.2016	Krümel *15.06.2013 (14.SSW)	Clara *23.06.2016 +27.06.2016
Jan Lucas *31.05.2014+	Luca & Leon *30.11.2014+	Lea & Lukas *05.09.2010
Bianca Tamara *14.06.1995 +10.10.1995	Francois *04.01.2004 Jasmine & Philipp *14.01.2010 René *07.01.2014 Junior *27.08.2015	Luis *02.05.2016 Jochen *13.07.2000 +09.05.2001 Sternchen +*23.04.2005 (12. SSW)
Elisa *17.01.2016+		
2 Sternchen *11.06.2010 *27.05.2016	Anton *17.04.2015 Luna *05.12.2014+	Chayenne *19.09.2011 +21.09.2011
Jamie *10.09.2014 (14.SSW)	Jim Knopf *12.12.2005+ Pünktchen *12.05.2006+ Maurice +19.12.2007 *20.12.2007	Ben *17.10.2015 Luisa *05.12.2015 Max *03.05.2016
Elli *22.05.2016		

Luna & Kiana *13.12.2014+	**Malte** *09.08.2015+	**Anton** *18.04.2016 +20.04.2016
Joshua *18.05.2016+ (20.SSW)	**Michel** *02.07.2016 (8.SSW)	**Philipp Jason** +24.10.2014 *25.10.2014 (35.SSW)
Jannik *23.12.1993	**Kimberly** *03.03.2010 +29.03.2014	**Tarja** *25.08.2011+
Jona *11.10.2010 **Jolina** *05.09.2011	**Liam Miguel** Juni 2013 **Justine Cecile** August 2013	**Emma Felicitas** *28.10.2013+
Violetta +24.05.2016	**Silas** *25.04.2015 +26.04.2015	**Violetta** *29.01.2014 (12. SSW) **Alya** *31.03.2015 +01.04.2015 (27. SSW)
Krümel *09.06.2012 (13.SSW) **Mucki** *09.06.2014 (18.SSW)	**Nico** *23.08.2001 +28.12.2001	**Emma** *20.08.2013
Leif *30.01.2015+ **Lenny** *25.05.2015 (25.SSW)	**Lara Fabienne** *22.11.2013 **Jonas** *24.07.2008 **6 Sternchen** (jeweils 9. SSW)	**Michel** *16.07.1999 (34.SSW) **Sternchen** *02.08.2013 (11.SSW) **Krümelchen** *05.01.2016 (6.SSW)
Valentin *09.05.2014+ **Krümel S.** *23.09.2014	**Kilian Pascal** *22.09.2015 +08.06.2016	**Alexis Aspasia** *06.06.2012+
Ida Marie *03.12.2015+ **Romy** *05.05.2014	**Noah** +01.02.2016 *03.02.2016 (27. SSW)	**Milan** *11.11.2014 **Gabriel** *07.09.2015
Kilian & Marlin *01.07.2007+	**Krümelchen** *14.11.2015 (11.SSW)	**Ella Jara** +*14.05.2014

"Sternen Piraten":
Vincent
+07.01.2001
Vanessa
+10.06.2003
Valentina
+11.08.2004
Gabriel & Raphael
+*16.09.2013

René
*04.01.1974
+25.07.2014

Tino
*29.06.2003
+26.08.2003

Marie Ellen
*13.12.2009
+18.03.2010

Jana
*08.01.2015+
Emma
*23.07.2015+

Stern & Sternschnuppe
*30.11.2015+
Sternchen
*16.12.2011+
Schnüppchen
*22.03.2016+

Lisa
*07.11.2014+

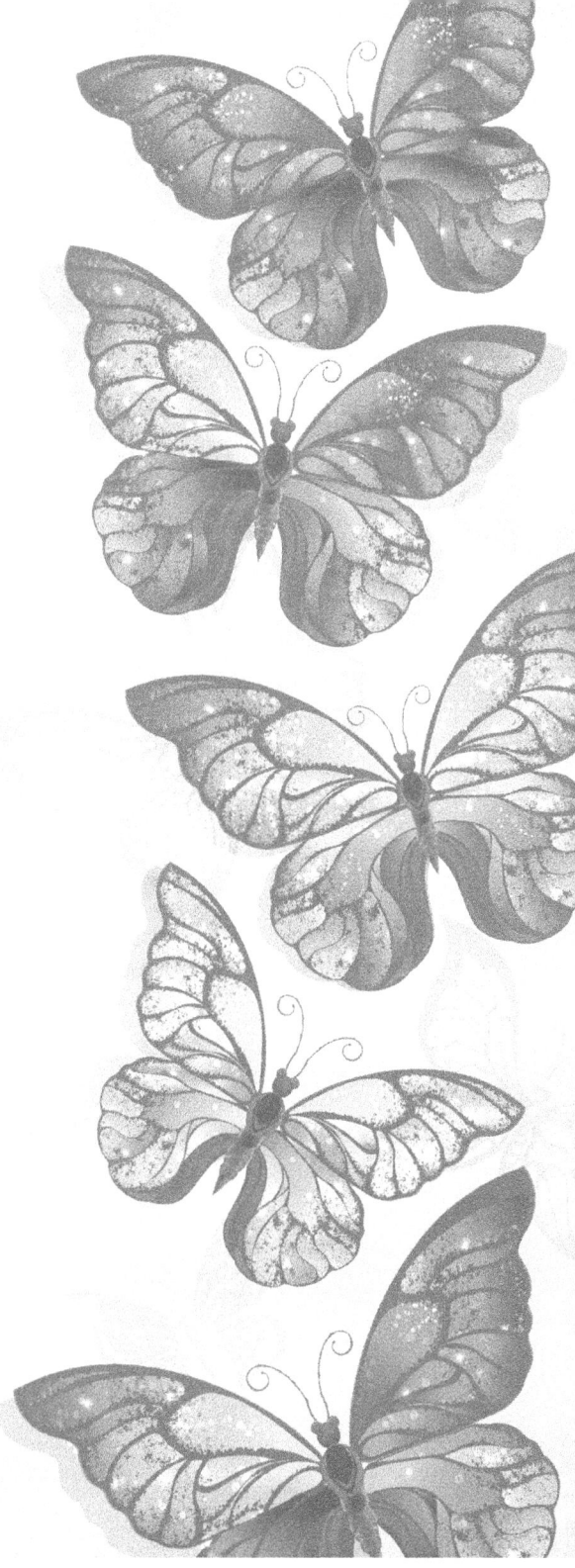

Inhalt

Rückblick	16
In Trauer erstarrt	19
Erzwungene Auszeit	23
Hoffnung auf Absolution	27
In die Irre geführt	32
Glaubenskrise	36
Gesegneter Austausch – verfluchter Austausch	40
Urlaub im „warmen" Süden	47
Versöhnliches Osterfest	53
Der Tag X	55
Ungeliebter Kindergarten	57
Verrat	63
Warten auf Erlösung	70
Geburtstagsparty	74
Hilferuf	79
Die Session	81
Geburtstagswochenende	89
Dem Glück auf die Sprünge helfen	93
Urlaubszeit	95
Reif für „die Mutter aller Inseln"	98
Verheißung	101

Testreihe	102
Sommermeeting	105
Erfüllte Prophezeiung	107
Neuzeit	109
Verkündungen	111
Neuer Frauenarzt – neues Glück?	113
Mutmaßungen	116
Zwischen Freude und Ernüchterung	118
Pränataldiagnostik	121
Das falsche Geschlecht	126
Definitive Entwarnung	130
Jahrestage	133
Ein schlechtes Omen?	138
Vorbereitung auf das große Ereignis	141
Gut Ding will Weile haben	145
Schluss mit lustig!	148
Unleidig	152
Geburtsverlauf im Zeitraffer	157
... und dann bist du da!	161
Epilog – Ein Jahr später	165
Schlusswort – Bonuskapitel	172
Danksagung	179

Rückblick

Januar 2013. Der erste Monat eines Jahres, das genauso bescheiden begonnen hat, wie das alte zu Ende ging. Nicht für den Rest der Menschheit – der kam sogar ziemlich glimpflich davon. Schließlich hat der lang angepriesene Weltuntergang, der laut Interpretation des Maya-Kalenders für den 21. Dezember 2012 vorgesehen war, gar nicht stattgefunden.

Sehr schön! Also konnten alle, wie gewohnt, gute Vorsätze fürs neue Jahr fassen und eifrig Pläne schmieden. Nur nicht ich. Meine Welt hat aufgehört, sich zu drehen.

An jenem verfluchten Tag, der erst wenige Wochen zurückliegt. Der Tag kurz vor Weihnachten, an dem ich meine ungeborene Tochter zu den Sternen ziehen ließ. Oder genauer gesagt: Sie dorthin schickte. Wir wollen ja immer schön bei der Wahrheit bleiben ...

Ja, ich ließ diese Schwangerschaft vorzeitig beenden. Und das, obwohl ich mir eigentlich nichts sehnlicher gewünscht hatte. Vier Worte waren es, die das, was so schön und hoffnungsvoll begonnen hatte, zu meinem ganz persönlichen Verderben werden ließen. Vier Worte, die meinem glückseligen Zustand den Todesstoß versetzten.

Trisomie dreizehn und **nicht lebensfähig.**

Peng! Damit war alles besiegelt. Das Schicksal meines ungeborenen Babys – und damit gleichzeitig meines.

Nun gehöre ich also auch zu einem gar nicht mal so kleinen Kreis von Leidensgenossinnen, die alle das gleiche Schicksal teilen: **Sternenmamas.**

Welch geflügelter Begriff für etwas, das in Wahrheit das absolute Grauen beinhaltet! Sein eigenes Kind zu verlieren ist wahrscheinlich das Schlimmste, was einem Menschen widerfahren kann. Es selbst so entschieden zu haben, stellt vielleicht noch eine minimale Steigerung dar.

Hinter mir liegt die schwerste Zeit meines Lebens: erste Verdachtsmomente während der Routineuntersuchung bei meiner Frauenärztin; Weiterüberweisung zur Pränataldiagnostik; die unfassbare Diagnose; eine Woche voller Selbstvorwürfe, Zweifel, Fragen und Gewissenskonflikte; schließlich dann der Schwangerschaftsabbruch; die stille Geburt; die Beerdigung meines Wunschkindes.

Vor mir liegt der Rest meines Lebens, von dem ich noch keine Ahnung habe, wie ich ihn meistern soll. Nun, da scheinbar alles vorbei ist, fängt es in Wahrheit doch erst richtig an! Im Moment stehe ich ganz am Anfang eines Trauerprozesses, der wohl sehr, sehr lange dauern wird. Vielleicht sogar ein ganzes Leben lang?

Wie kann man klarkommen mit dem, was ich erlebt habe? Wie schafft man es, im Alltag wieder Fuß zu fassen? Wird man irgendwann nicht mehr nur funktionieren, sondern auch wieder richtig leben können? Fragen, auf die ich keine Antworten habe. Fragen, von denen ich nie dachte, sie mir jemals stellen zu müssen. Fragen, auf die mich niemand vorbereitet hat. Doch nun ist es geschehen. Ich **ließ** es geschehen.

Meine Tochter ist gegangen und hat dabei ein großes Stück meines Herzens mitgenommen. Einen dunklen Fleck auf meiner Seele hinterlassend und die Angst, ihn nie wieder loszuwerden.

*„Narben auf dem Körper sind ein Zeichen, dass man gelebt hat,
Narben auf der Seele sind ein Zeichen, dass man geliebt hat."*

So lautet ein Zitat unbekannter Herkunft, das ich einst im Internet gefunden habe. „Schönen Dank auch!", denke ich bitter. Vielleicht wäre es da ja gleich besser, überhaupt nicht zu lieben?! Was habe ich denn nun von dieser Liebe? Alles, was mir von meinem geliebten Kind geblieben ist, sind unglaubliche Traurigkeit, Leere – und Einsamkeit.

Nein, ich bin nicht alleine. Da sind mein Mann René und unser zweijähriger Sohn Niklas. Mit ihnen habe ich bereits meine eigene, kleine Familie. Trotzdem fühle ich mich einsam. Gefangen in mir – in einer Welt, die nur noch aus Trauer zu bestehen scheint. Und ich habe absolut keinen Plan, wie ich aus diesem tiefen Loch jemals wieder herauskommen soll.

Doch! **Eine** Idee habe ich. Etwas, von dem ich hoffe, dass es mir wenigstens ein kleines Stück weit bei der Verarbeitung des Erlebten helfen kann: Ich will alles aufschreiben! Das habe ich bereits beschlossen, als ich gerade mitten in dem ganzen Alptraum steckte. Während der Einleitung der stillen Geburt im Krankenhaus.

Weil ich meine Gedanken und Gefühle schon von jeher am besten schriftlich ausdrücken kann.

Weil ich hoffe, das Schreiben könnte eine Art „Therapie" für mich darstellen und mir den Gang zum Psychologen ersparen, den mir viele empfohlen haben.

Weil ich „der Welt da draußen" unser Schicksal und die Beweggründe für den Schwangerschaftsabbruch mitteilen will.

Weil das Schreiben schon immer meine Leidenschaft war und ich stets davon geträumt habe, eine „echte" Autorin zu werden.

Und genau das tue ich jetzt auch. Ich schreibe.

In Trauer erstarrt

Oft kommt es mir so vor, als würde meine Welt stillstehen. Es fühlt sich an, als hätte mir irgendjemand ein Mittel gespritzt, das mich regelrecht lähmt.

Meine Bewegungen langsam und schwerfällig werden lässt – mich selbst antriebslos. Nichts scheint mehr von Bedeutung zu sein. Nichts, außer diesem furchtbaren Verlust, der mein ganzes Denken und Fühlen einnimmt, neben dem alles Andere verblasst. Ich lebe nicht mehr, sondern funktioniere nur noch. Schleppe mich von trostlosem Tag zu noch trostloserem Tag – krampfhaft bemüht, unserem zweijährigen Sohn Normalität vorzugaukeln.

Nach außen hin bin ich die ihm vertraute Mama geblieben. Innerlich aber fühle ich mich nur noch leer. Tot. Wie mein Kind.

Das ewig kalte, trübe Winterwetter trägt noch seinen Teil dazu bei. Schlecht fürs Gemüt. Trostlos. Oft bin ich froh, dass ich mich nicht in einem Angestelltenverhältnis befinde. Kein Arbeitsplatz wartet auf mich, an den ich am Tag X zurück muss. Zwar ist da meine selbstständige Tätigkeit. Doch die habe ich auf ein absolutes Minimum heruntergefahren. Ich kümmere mich nur notgedrungen um die Anliegen der wenigen Kunden, die sich bei mir melden. Von selbst aktiv zu werden und Termine zu vereinbaren – dazu kann ich mich einfach nicht aufraffen. Was hätte es auch für einen Sinn? Mein Kopf ist nicht frei, ich kann kaum einen klaren Gedanken fassen. Wie sollte ich in meinem Zustand ein solides Beratungsgespräch führen?

Da verbringe ich meine Tage doch lieber vor dem Laptop! Klicke mich durch Foren mit Schicksalsgenossinnen. Suche stundenlang in Onlineshops nach passendem Grabschmuck. Sehr oft gehe ich auch hin – zu Angel Marie auf den Friedhof. Nahezu jeden Tag. Unser Sohn Niklas ist meistens dabei. Er lernt sehr schnell, dass wir dort „unseren Engel" besuchen. Inwieweit er dabei aber einen Zusammenhang zu dem Baby herstellt, das bis vor Kurzem noch in meinem Bauch gewohnt hat? Ich weiß es nicht.

Unermüdlich wühle ich an der letzten Ruhestätte unserer Tochter immer wieder im Schnee. Grabe die Deko-Artikel aus, platziere sie neu. Besonders das schöne weiße Herz, das mit kleinen Kunstrosen besetzt ist und die Aufschrift

Angel Marie
~ Immer in unseren Herzen ~
21.12.2012

trägt. Die Leute sollen doch wissen, wer hier begraben liegt!

Merkwürdigerweise fühle ich den erlittenen Verlust besonders deutlich, wenn wir spazieren sind. Mein Mann und ich, Niklas in unserer Mitte. Eigentlich doch dieselbe Konstellation wie immer. Anders ist das Bild, das wir bei unseren Dorfrunden abgaben, noch nie gewesen. Unsere Tochter war ja noch gar nicht sichtbar – und doch war sie da! In meiner Vorstellung habe ich mir bereits alles ganz genau ausgemalt. Sah uns Kinderwagen schiebend durch unsere kleine Ortschaft flanieren. Die Eltern glückselig strahlend, den großen Bruder aufgeregt nebenher springend.

Das alles wird nun nicht mehr so eintreten. Stattdessen schleichen wir mit gesenkten Köpfen durchs Dorf. Hoffen, von mitleidigen und neugierigen Blicken verschont zu bleiben.

Immer öfter spüre ich auch Neid in mir. Nicht auf Paare, die ein Kind haben. **Ein** Kind gönne ich jedem von ganzen Herzen – immerhin bin ich selbst damit gesegnet. Aber zwei? Die perfekte vierköpfige Familie? Oft sogar noch mit dem Idealbild des Geschwister-Pärchens? So viele Leute kenne ich, bei denen es genau so ist. Da kommt gleich wieder dieses dumpfe, nagende Gefühl in mir auf. Ein Gefühl, das mich langsam von innen aufzufressen droht.

Warum die? Warum wir nicht? Was haben wir falsch gemacht, dass uns genommen wurde, was wir uns mehr als alles andere auf der Welt gewünscht hatten? Nicht große Besitztümer, dicke Autos, ein Leben in Reichtum – nein! Nur das ganz „normale", bescheidene Familienglück hätte es sein sollen ... wie bei Millionen anderer Menschen auch. Aber anscheinend war sogar das noch zu viel verlangt ...

Bei aller Bitterkeit und Verzweiflung wird mir aber eines Tages auch klar, dass ich auf keinen Fall einen elementaren Fehler machen darf. Anlass dafür ist, dass ich mich plötzlich – scheinbar zufällig (an Zufälle glaube ich schon lange nicht mehr) – an eine sehr spezielle Erfahrung erinnere, die ich vor etlichen Jahren einmal machen durfte. Damals nahm ich an einem Wochenendseminar mit dem Inhalt „Systemische Familienaufstellung nach Bert Hellinger" teil.

Die Grundidee dahinter ist, dass Angehörige einer Familie – egal ob noch am Leben oder bereits verstorben – miteinander „verstrickt" sind. Es kann daher passieren, dass Familienmitglieder unbewusst das Schicksal einzelner Verwandter „übernehmen" möchten und diese Tatsache negative Auswirkungen – wie beispielsweise Krankheiten – auf ihr eigenes Leben hat. Wer seine Familienkonstellation vom Therapeuten analysieren und danach Verstrickungen entsprechend auflösen lassen möchte, wählt aus den übrigen Seminarteilnehmern vermeintlich willkürlich Personen aus, die dann für die jeweiligen Verwandten als „Stellvertreter" aufgestellt werden.

Für mich war das Ganze damals recht suspekt, bis ich dann selbst ausgewählt wurde und die Tochter eines Paares „darstellte", das ihren Sohn im frühen Kindesalter verloren hatte. Seitdem verharrten sie völlig in ihrer Trauer, lebten sich komplett auseinander und ließen ihre Tochter emotional „verhungern".

Bis heute bekomme ich noch Gänsehaut, wenn ich daran zurückdenke, welche realen und greifbaren Gefühle plötzlich in mir aufkamen, obwohl ich diese Leute doch noch nie zuvor gesehen hatte und nichts über ihre Geschichte wusste. Zwar war ich während der Aufstellung die ganze Zeit „klar im Kopf" und wusste ganz genau, dass ich in Wahrheit ich selbst bin und nicht diese Tochter des Paares. Trotzdem fühlte ich die Emotionen der besagten Person hautnah nach, als wären es meine eigenen.

Ich war einerseits tieftraurig, andererseits aber auch wütend. Und verständnislos.

„Warum?", habe ich mich in dieser Rolle immer wieder gefragt. „Warum trauern meine Eltern denn nur endlos um meinen Bruder? Wieso ist ihnen diese Trauer wichtiger als ich? Er ist tot – aber ich bin doch noch da! Warum sehen sie mich denn gar nicht? Reiche ich ihnen nicht?"

Es kann doch wirklich kein Zufall sein, dass ich ausgerechnet jetzt, in dieser schlimmen Phase, an das Seminar denken muss, das mehr als zehn Jahre zurückliegt. Viel wahrscheinlicher finde ich den Gedanken, dass es eine Art Ermahnung an mich sein soll. So schlimm dieser Verlust auch ist und so sehr ich darunter noch lange Zeit darunter leiden werde: Auf keinen Fall darf ich mich so in meine Trauer hineinsteigen, dass ich darüber meinen Sohn im Leben „vergesse"!

Ich beschließe, sogar das genaue Gegenteil zu machen: All die Liebe, die ich eigentlich für Angel Marie „reserviert" hatte, aber nun nicht mehr an ihr ausleben kann – diese ganze Liebe werde ich nun Niklas zuteil werden lassen! Somit wird der Kleine künftig mit „doppelter Liebe" förmlich überschüttet werden.

Erzwungene Auszeit

Ich verabscheue es, dass mein Bauch plötzlich wieder leer ist. Hasse es, auf einen Schlag nicht mehr schwanger zu sein. Hatte ich doch auch gar keine Zeit, mich darauf vorzubereiten. Eigentlich wären mir noch vierzehn Wochen Schwangerschaft „zugestanden" – und hinterher ein putzmunteres Baby im Arm!

Stattdessen ist dieser Zustand, den ich so sehr genossen habe, jetzt von heute auf morgen einfach so vorbei. Ohne Happy End. Alles vergebens. Einschließlich der sieben Kilo Mehrgewicht, die von nun an zu meinen treuen Begleitern werden.

Es macht mich schier wahnsinnig, dass ich mit weiterer Familienplanung jetzt eine Pause machen muss. Am liebsten würde ich sofort wieder „nachlegen", einen neuen Versuch starten. Doch das ist unmöglich! Mein Körper ist ja noch voll im „Schwangeren-Modus" und daher noch lange nicht bereit dazu – von meiner Seele ganz zu schweigen.

Mir ist klar, dass es vernünftiger wäre, wenn ich erst einmal zur Ruhe kommen und versuchen würde, das Geschehene zu verarbeiten, anstatt sofort an ein neues Baby zu denken. Meine Hebamme Claudia, die kurz nach der stillen Geburt einmal zum Gespräch bei uns war, hat uns sogar empfohlen, ein Jahr Pause einzulegen – mindestens aber bis zum Ende des „regulären" Wochenbettes zu warten, also bis Juni. Dies sei nach den Gesichtspunkten der chinesischen Medizin sinnvoll. Wenn man zu schnell wieder schwanger würde, wäre nämlich die Gefahr einer Fehlgeburt auch größer.

Scheiß auf die Chinesen! Für meinen Mann und mich war sofort klar, dass das nicht infrage kommt. Wir wollen es einfach darauf ankommen lassen und hoffen, möglichst schnell wieder eine Seele anzuziehen. Am liebsten die unserer verlorenen Tochter. Nach dem furchtbaren Verlust jetzt auch noch verhüten zu müssen, obwohl ich mir doch sehnlichst ein Baby wünsche, käme mir außerdem wie eine zusätzliche Strafe vor.

Ich vertraue auf meinen Körper, der bisher in Schwangerschaften alles richtig gemacht hat. Alles, bis auf eine „kleine" Ausnahme in der letzten, ein winziger Fehler bei der Trennung der Chromosomenpaare, der Auslöser des ganzen folgenden Dramas war. Mein Körper wird wissen, wann er so weit ist, wieder ein Baby in sich heranwachsen zu lassen. Doch, wie lange es wohl dauern wird, bis wieder der „Normalzustand" hergestellt ist und ich damit überhaupt erst bei Null anfangen kann? Ich mag gar nicht darüber nachdenken!

Wenn es dann endlich so weit ist, doch wieder den ganzen Zirkus von vorne, von dem ich dachte, ihn endgültig hinter mir zu haben: Warten auf den Eisprung, Sex nach Terminplan, warten und hoffen bis zum „Nicht-Mens-Tag", Enttäuschung durch den negativen Schwangerschaftstest beziehungsweise das Einsetzen der Periode, Hoffnung schöpfen für den neuen Zyklus.

Bei der Vorstellung könnte ich kotzen! Es ist so ungerecht! Unser Niklas sollte doch ein Geschwisterchen bekommen – eine kleine, süße Schwester. Und das ohne großen Altersunterschied.

Meinen Bruder und mich trennen stolze zehn Jahre, wodurch wir als Geschwister nicht allzu eng „zusammenwuchsen". Kein Wunder: Als er noch die Grundschule besuchte, war ich bereits von zu Hause ausgezogen und bekam von seiner Entwicklung nicht mehr viel mit. Das wünsche ich mir für meine Kinder anders. Sie sollen gemeinsam aufwachsen können und im besten Fall zusammenhalten wie Pech und Schwefel.

Unser Timing dafür war perfekt. So kurz vor der Erreichung dieses Zieles standen wir schon. Bei der „planmäßigen" Geburt unserer Tochter wäre Niklas genau zweieinhalb Jahre alt gewesen.

Doch das Schicksal hatte es längst anders entschieden und warf uns in der Familienplanung meilenweit zurück. Jetzt stehe ich da und kann absolut nichts tun, außer abzuwarten.

Dabei hab ich das permanente Gefühl, dass die Zeit mir davonläuft. Meine biologische Uhr tickt. Im Sommer werde ich 35 – der Beginn des „kritischen" Alters, ab dem man automatisch als Risikoschwangere eingestuft wird. Was bei mir mit meiner Vorgeschichte jetzt ja ohnehin zwangsläufig der Fall wäre. Und Niklas wird auch immer älter – mit jedem Tag, der ungenutzt verstreicht.

Wer weiß, wann ich nach der stillen Geburt überhaupt wieder fruchtbar sein werde? Wer weiß, wie viele Zyklen es dauert, bis sich eine befruchtete Eizelle erfolgreich einnistet? Und auch während der Schwangerschaft kann doch noch so viel schiefgehen, wie ich aus eigener, trauriger Erfahrung weiß.

Eine Frau aus der näheren Umgebung bestätigt mir das, als wir uns eines Tages beim Spaziergang begegnen und über unsere „Sternenkinder" reden. Angeblich kommen laut Aussage ihrer Hebamme auf jedes Kind, das gesund zur Welt kommt, im Durchschnitt drei Verluste. Na wunderbar! Nachdem ich bereits einen gesunden Sohn habe, aber bisher „nur" ein Baby verlor, kann ich mir ausrechnen, was mir noch blüht ...

Andererseits gibt es doch auch genügend Frauen, die überhaupt keine Fehlgeburt erleiden müssen und einfach nur ihre Wunschkinder bekommen – oder etwa nicht? Mir bleibt also nur zu hoffen, dass ich nicht jede Statistik erfüllen muss. Ansonsten wäre es wohl besser, die Flinte gleich ins Korn zu werfen. Noch einmal so etwas zu erleben, würde ich echt nicht packen!

Aber Aufgeben ist keine Option – zumindest nicht für mich. Niklas soll sein versprochenes Geschwisterchen bekommen. Und ich? Ich hoffe, dass eine neue Schwangerschaft mich trösten kann und es schafft, mich aus dem tiefen Loch herauszuholen, in dem ich mich im Moment befinde. Die Leere und die Trauer aufzufüllen mit neuer Hoffnung und Vorfreude. Den Schockzustand zu beenden. Das Erlebte ertragbar zu machen und mich mit dem Schicksal zu versöhnen – zumindest ein Stück weit.

Es ist unvorstellbar für mich, dass diese Erfahrung die letzte sein könnte, die ich in Bezug auf das Kinderkriegen mache. Das **darf** einfach nicht passieren, sonst würde ich wahnsinnig werden! Mit so einem Erlebnis kann man das Thema unmöglich abschließen. Da **muss** noch etwas anderes, Besseres nachkommen!

Man soll aufhören, wenn es am schönsten ist – so heißt es doch immer. Eben. Am schönsten – und nicht am allerschlimmsten!

Neben meinen „irdischen" Beweggründen für eine baldige Folgeschwangerschaft habe ich noch ein Motiv. Eines, das viel wichtiger ist als alle anderen. Nicht nur in diesem Leben, sondern für die Ewigkeit. Weil davon mein Seelenheil abhängt.

Hoffnung auf Absolution

Längst hat sich in meinem Kopf eine fixe Idee entwickelt: Eine neue, glücklich endende Schwangerschaft wird für mich Zeichen dafür sein, dass der Himmel und besonders Angel Marie mir meine Entscheidung zum Abbruch nicht nachtragen. Leider musste ich mich dazu nämlich entschließen, ohnef beide zuvor nach ihrem Einverständnis fragen zu können. Das heißt: Gefragt habe ich natürlich schon, ohne jedoch eine wirkliche Antwort darauf zu bekommen.

Diese Tatsache ist es, die mich nach wie vor am meisten fertigmacht. Wie kann ich sicher sein, dass es wirklich die richtige Entscheidung war? Wurde nicht in Wahrheit etwas ganz Anderes von mir erwartet?

Um diese quälende Frage nicht mit ins Grab nehmen zu müssen, habe ich mir die Logik mit der Folgeschwangerschaft zurechtgelegt. Klingt doch auch irgendwie einleuchtend, oder? Wieso sollte Gott mir ein weiteres Kind anvertrauen, wenn ich mich durch den Schwangerschaftsabbruch zur hoffnungslosen Sünderin gemacht hätte, für die es keine Rettung mehr gibt?

Ich bin mir allerdings bewusst, dass diese Schlussfolgerung ein ziemliches Spiel mit dem Feuer ist. Immerhin besteht die Möglichkeit, dass bei der Ausschabung nach der stillen Geburt gepfuscht wurde und ich dadurch gar nicht mehr schwanger werden kann. Oder meine Seele ist zu „kaputt", um eine erneute Schwangerschaft zuzulassen. Oder ... oder ... oder ... Gründe für unerfüllten Kinderwunsch gibt es ja leider mehr als genug.

Was also, wenn es überhaupt nicht mehr klappt? In solch einem Fall würde ich bis an mein Lebensende in dem Glauben herumlaufen, dass es für meine Seele keine Rettung gibt. Aber da muss ich wohl durch! Wie sonst soll ich wissen, ob „die da oben" mir verziehen haben oder es – im besten Fall – gar nichts zu verzeihen gibt?

Wieder und wieder hadere ich mit dem Schicksal, das mir so eine schwere Aufgabe zu lösen gab. Mir eine Frage stellte, die man doch eigentlich gar nicht beantworten kann. Sicher – in der Bibel gibt es eine klare Aussage dazu. Eines der zehn Gebote.

Du sollst nicht töten.

Daran habe ich mich auch immer gehalten, mochte nicht einmal eine Fliege erschlagen. Und meine schlimmste Angst war es, jemals – beispielsweise durch einen Verkehrsunfall – Schuld am Tod eines anderen Menschen zu sein. Jetzt ist genau das passiert. Zu allem Übel kommt noch, dass ich nicht **irgendeinen** Menschen auf dem Gewissen habe, sondern meine eigene Tochter.

Aber ist die Sachlage in unserem Fall nicht eine völlig andere? Schließlich ließ ich nur das, was ohnehin unausweichlich war, etwas beschleunigen. Und das aus gutem Grund! Es war der verzweifelte Versuch, das Leid sämtlicher Beteiligter möglichst gering zu halten, uns allen unnötige Schmerzen zu ersparen.

In „guten" Momenten leuchtet mir das vollkommen ein. Da weiß ich wieder genau, warum ich so entschieden habe – und dass ich noch einmal alles ganz genauso machen würde.

Doch es gibt auch viele dunkle Stunden. Dann zermartere ich mir das Hirn über das Geschehene.

Hatte ich wirklich das Recht dazu? War es richtig, den unweigerlich bevorstehenden Abschied zu beschleunigen? Meiner Tochter die wenige Zeit, die ihr vergönnt war, noch zu verkürzen?

Wieder und wieder dieselben Fragen, auf die ich einfach keine Antworten finde. Verzweifelt suche ich nach Argumenten, die meinen Entschluss rechtfertigen und mein Gewissen erleichtern sollen. Ergreife dabei dankbar jeden Strohhalm, der sich mir bietet.

Darum ist es längst zu einer Art Sucht geworden, mich mit anderen Frauen auszutauschen, ihnen meine Geschichte zu erzählen. Immer und immer wieder. In der Hoffnung auf Verständnis. Nein, mehr als das. Auf Zustimmung. Das Gefühl vermittelt zu bekommen, richtig gehandelt zu haben. Die verzweifelt herbeigesehnte Absolution.

Am leichtesten fällt mir dieser Austausch im Internet. Dort ist alles so schön anonym, und es wäre weit weniger schlimm, wenn mich jemand tatsächlich für mein Handeln verurteilen würde. Außerdem konnte ich meine Gefühle schon immer viel besser in Schriftform wiedergeben als mündlich.

Doch auch, wenn sich im „echten Leben" die Gelegenheit zum Gespräch ergibt, ergreife ich diese meist gerne. So wie heute, an diesem sonnigen Tag Mitte Januar. Nachmittags gehe ich mit Niklas spazieren. Dabei läuft mir zufällig Lara über den Weg, eine Bekannte aus dem Dorf. Ihre Tochter Sophia ist ungefähr im gleichen Alter wie mein Sohn, weshalb wir uns ab und zu treffen, damit die Kleinen miteinander spielen können.

Beim letzten Mal musste ich ihr absagen. Unser Treffen wäre nämlich im Dezember gewesen – wenige Tage nach dem Termin bei der Pränataldiagnostik, als mein Mann und ich die furchtbare Wahrheit über unsere ungeborene Tochter erfahren hatten. Seitdem ist es zwischen uns zu keinem Gespräch mehr gekommen. Lara weiß also noch nichts Genaues, hat aber natürlich längst mitbekommen, dass ich mein Baby verloren habe. Die Nachrichtenzentrale in unserem kleinen Dorf funktioniert nämlich hervorragend.

Als wir einige Meter zusammen gegangen sind, fragt Lara mich etwas befangen: „Was ist denn passiert?" Mein Stichwort! Leicht stockend fange ich an zu erzählen, doch dann sprudeln die Worte immer schneller und schneller aus mir heraus. Es tut so gut, mir alles von der Seele zu reden. Lara scheint nicht wirklich zu wissen, was sie erwidern soll angesichts des ganzen Grauens, das ich ihr schildere. Aber sie hört mir geduldig zu, wofür ich ihr sehr dankbar bin. Wie selbstverständlich führt unser Weg uns schließlich zum Friedhof, wo wir gemeinsam Angel Maries Grab besuchen. Anschließend begleiten Lara und ihre Tochter uns heim.

Nachdem wir uns verabschiedet haben, muss ich noch lange über unser Gespräch nachdenken.

Ich bin Lara dankbar, dass sie mir zugehört hat und ich ihr mein Herz ausschütten durfte. Sie hat mir das Gefühl gegeben, dass sie die Entscheidung, die ich schweren Herzens getroffen habe, nachvollziehen kann. Sehr wichtig für mein strapaziertes Seelenheil!

Aber das reicht mir noch nicht. Abends beschließe ich, „noch einen nachzulegen". Ich will ganz sichergehen, dass sie mich versteht. Die Ausweglosigkeit meiner Lage erkennt. Auf keinen Fall denkt, ich hätte diese Entscheidung leichtfertig getroffen. Also setze ich mich an den Laptop und schreibe ihr eine E-Mail.

> *Liebe Lara!*
>
> *Hier noch was zum Lesen (falls es Dich näher interessiert). Ist aber nichts für schwache Nerven.*
>
> *Danke nochmal für das Gespräch heut. Hat mir echt gut getan.*
>
> *Bis bald!*
>
> *Liebe Grüße. Sandra*

Danach heißt es abwarten. Wieder und wieder schaue ich an diesem Abend in meinem Mailprogramm, ob eine Antwort von Lara gekommen ist. Hat sie am Ende nun doch eine schlechte Meinung von mir? Verurteilt sie mich für mein Handeln? Endlich! Gespannt klicke ich auf „Öffnen" und sauge mit den Augen jedes Wort von ihr auf.

> *Liebe Sandra,*
>
> *ich habe mir die Links durchgelesen und angeschaut. Ich bin echt geschockt – nicht wegen der Fotos, sondern wegen der Erfahrungsberichte. Es ist so furchtbar! Man kann es nicht annähernd nachfühlen. Ich glaube, ihr habt die richtige Entscheidung getroffen – es wäre vermutlich alles noch viel tragischer gekommen, als es eh schon ist. Die kleinen Mäuse ein halbes Jahr oder so bei sich zu haben und dann geht es ihnen plötzlich schlecht und sie sterben. Es gibt doch nichts Schlimmeres. Ich denke an euch und an Marie und schicke euch ganz viel Kraft! Melde dich, wenn du was brauchst,*
>
> *Lara*

„Na also!", denke ich beruhigt. „Von wegen verurteilen! Sie ist auch der Meinung, dass ich mich richtig entschieden habe." Doch beinahe sofort meldet sich wieder die „böse" Stimme in meinem Kopf – die es in schöner Regelmäßigkeit darauf anlegt, meinen Gewissensbissen neue Nahrung zuzuführen. „Moment! Wie war noch gleich der genaue Wortlaut in der Mail?"

Ich **glaube**, ihr habt die richtige Entscheidung getroffen.

Glauben heißt nicht wissen ... Das bedeutet doch, Lara ist sich gar nicht sicher! Doch wie sollte sie auch – als Außenstehende, die sich überhaupt nicht in eine solche Lage hineinversetzen kann? Wir sind uns ja selbst nicht sicher. Uns bleibt nur die verzweifelte Hoffnung, dass unsere Entscheidung die richtige war. Dass sie im Sinne unserer Tochter war. Um das mit Sicherheit feststellen zu können, brauche ich meine persönliche Absolution: Ich muss so schnell wie möglich wieder schwanger werden! Beim nächsten Mal aber dann mit Happy End.

In die Irre geführt

Wenige Wochen nach der stillen Geburt habe ich berechtigten Grund zur Hoffnung. Anzeichen! Ein Spannungsgefühl seitlich an den Brüsten, unterhalb der Achselhöhle. Ein Ziehen in der Leiste, das auf eine Dehnung der Mutterbänder hindeuten könnte. Es fühlt sich genauso an wie damals in der Frühschwangerschaft mit Angel Marie. Bereits vier Tage nach der Befruchtung hatte ich die ersten Anzeichen gespürt und darum trotz anfänglich negativem Frühtest das untrügliche Gefühl, schwanger zu sein.

Und jetzt ist es genauso! Kann das tatsächlich möglich sein? Bin ich so schnell wieder schwanger geworden? Konnte die Seele es gar nicht abwarten, wieder zu uns zu kommen? Eine zu schöne Vorstellung ...

Mit dem Mut der Verzweiflung wage ich einen Frühtest. Das blütenweiße Ergebnisfeld springt mir förmlich entgegen. Na toll! Wäre ja auch zu schön gewesen. Aber wer weiß? Vielleicht war es einfach zu früh zum Testen! Bei Angel Marie war der Test damals ja schließlich auch erst mal negativ gewesen. Ich habe mich davon aber nicht beirren lassen und weiterhin meinen Anzeichen vertraut. Also abwarten und Tee trinken – und in ein paar Tagen einfach nochmal testen! In der Zwischenzeit freue ich mich über jedes vermeintliche Schwangerschaftsanzeichen. Jedes Zwicken, Ziepen und Spannen erhält meine Hoffnung am Leben.

Doch das Ergebnis des nächsten Tests ist genauso enttäuschend. Und das des übernächsten. Und des über-übernächsten ... Das Gemeine an der Sache ist nämlich: Die „Anzeichen" hören einfach nicht auf! Mein Körper scheint sich einen Spaß daraus zu machen, mich in die Irre zu führen, falsche Signale zu senden, vergebliche Hoffnungen bei mir zu wecken. Warum? Habe ich noch nicht genug gelitten?

Ich kann einfach nicht glauben, dass mein Körpergefühl, das ich in der letzten Schwangerschaft erst ganz neu entdeckt hatte, mich so täuscht! Und so werden in den nächsten Wochen noch Dutzende Tests von mir an die hellsten Stellen unseres Hauses transportiert, dort hin- und hergedreht und aus den verschiedensten Winkeln begutachtet werden. Wenn ich lange genug darauf starre, werde ich auch öfter glauben, eine zweite Linie zu entdecken. Nicht rosa, wie es eigentlich sein sollte. Sondern mehr ein grauer Schatten. Verdunstungslinie? Oft schon habe ich in meinem Internetforum davon gelesen. Oder liegt es daran, dass ich eine gefühlte Ewigkeit auf den Test starre und meine Augen mir schließlich einen Streich spielen? Einbildung ist bekanntlich auch eine Bildung ...

Mein Gefühl sagt mir, dass das Ergebnis der unzähligen Tests auf jeden Fall als negativ zu werten ist. Sonst müsste diese ominöse zweite Linie, von der ich mir gar nicht sicher bin, ob sie überhaupt jemals da war, in absehbarer Zeit stärker werden. Was aber nie der Fall ist. Also muss ich wohl oder übel den Tatsachen ins Auge blicken: Ich bin nicht schwanger – so sehr ich es mir auch wünschen würde. Wenigstens habe ich mir Billigtests aus dem Internet in rauen Mengen besorgt, anstatt die teuren aus Drogerie oder Apotheke zu verwenden. Wenn ich mir schon eine Klatsche nach der anderen abhole, dann steuere ich unsere Familie damit wenigstens nicht in den Bankrott.

Mitte Februar habe ich endlich einen Termin bei der Frauenärztin zur überfälligen Nachuntersuchung nach der stillen Geburt. Lange vor mir her geschoben – doch jetzt muss es wohl mal sein. Ausgerechnet heute, am Valentinstag. Vielleicht bringt der Tag der Verliebten mir ja Glück. Insgeheim hege ich nämlich leise Hoffnung. Zwar waren sämtliche Frühtests bisher negativ – aber es könnte auch einfach nur zu früh zum Testen gewesen sein.

Die „Symptome" treten immer noch in mehr oder weniger regelmäßigen Abständen auf. Und vor einigen Tagen habe ich zusätzlich noch ein seltsames Phänomen beobachten können: Blutspuren im Slip. Hatte ich zuerst logischerweise vermutet, nun meine erste Periode nach der Geburt zu bekommen, war es allerdings bei wenigen Tröpfchen geblieben.

Sehr seltsam. „Einnistungsblutung?", schoss es mir gleich durch den Kopf. In meiner ersten Schwangerschaft mit unserem Sohn Niklas hatte ich damals nämlich eine.

Darum sitze ich jetzt also erwartungsvoll bei meiner Frauenärztin und hoffe gleich von ihr zu hören: „Ach, was haben wir denn da? Da hat es sich ja schon wieder jemand bei Ihnen gemütlich gemacht." ... Oder so ähnlich. Doch das Leben ist leider kein Wunschkonzert, wie ich in den letzten Monaten schmerzlich erfahren musste. Natürlich ist da **kein** neues Lebewesen in mir, wie der Kontrollultraschall beweist. Frau Doktor ist aber zufrieden. Alles sei sehr gut zurückgebildet, und man könne sehen, dass die Eierstöcke bereits wieder ihre Arbeit aufnähmen. Na, wenigstens etwas! Das hört sich doch mal nach einer halbwegs guten Nachricht an.

Meine Frauenärztin meint noch, es könne gut möglich sein, dass diese seltsame Mini-Blutung, die ich vor ein paar Tagen hatte, der Beginn des ersten normalen Zyklus sei. Sie stellt mir noch die Standardfrage nach jeder Geburt – egal ob erfolgreich oder nicht: „Haben Sie schon über Verhütung nachgedacht?"

Ja, habe ich. Will ich nicht! „Müssen wir denn verhüten?", antworte ich mit einer Gegenfrage. „Nein, müssen natürlich nicht ...", kommt ihre Entgegnung, mit leicht verwundertem Unterton. Sehr schön! Dann wären wir uns ja einig.

Als ich mich verabschiede und die Praxis verlasse, ahne ich noch nicht, dass es mein letzter Besuch dort gewesen sein wird.

Daheim angekommen beschließe ich, nun nichts mehr dem Zufall zu überlassen. Ich will endlich wieder wissen, was genau in meinem Körper gerade passiert. Ovulationstests zum Nachweis des LH-Anstieges, das schließlich den Eisprung auslöst, liegen bereits genügend bereit. Ich mache gleich den ersten und freue mich, dass zumindest eine schwache zweite Linie erscheint. Noch viel zu wenig, um „positiv" zu sein – dazu müssten beide Linien laut Gebrauchsanweisung nämlich jeweils gleich kräftig sein. Aber zumindest ein guter Anfang, oder?

Ach, was weiß denn ich! Mit solchen Tests hab ich mich bisher noch nie herumgeschlagen. Doch jetzt – mit dem verzweifelten Wunsch, möglichst schnell wieder schwanger zu werden – will ich kein mögliches Hilfsmittel ungenutzt lassen.

Die Tage vergehen, doch dieser dämliche Test wird einfach nicht deutlicher. Im Gegenteil – irgendwann ist er sogar wieder blütenweiß. Natürlich habe ich auch bereits „Dr. Google" zu dem Thema befragt. Da gibt es im Netz einige Erfahrungsberichte von Frauen, bei denen der Ovulationstest niemals positiv angezeigt hat, weil der LH-Anstieg wohl nicht stark genug war beziehungsweise der Test eine zu niedrige Sensitivität hatte. Und trotzdem hatten diese Frauen nachweislich einen Eisprung, weil sie nämlich schwanger geworden sind.

Vielleicht ist das bei mir ja auch so. Kann diese zweite Linie, die nicht so stark wie die erste war, trotzdem schon ein Hinweis auf meinen Eisprung gewesen sein? Oder kommt der „richtige" LH-Anstieg, der die Ovulation auslöst, erst mit dem nächsten Anlauf in diesem Zyklus? Ich teste und teste, doch es passiert nichts mehr.

Falsch! Etwas passiert doch. Meine Periode kommt – ganz ohne Vorwarnung. Die „Mens", wie sie in Kinderwunsch-Foren gerne genannt wird. Oder auch „rote Pest" – stürzt sie doch die „Hibblerinnen" dort regelmäßig in kurzzeitige Verzweiflung.

Na toll! Und jetzt? Was hatte es mit diesem verkorksten Zyklus jetzt auf sich? Sagte die Frauenärztin nicht, dass meine Eierstöcke ihre Arbeit wieder aufnähmen? Davon hab ich nichts bemerkt. Ein Eisprung war laut Gebrauchsanweisung nicht feststellbar. Wenn man den Berichten im Internet glauben darf, aber dennoch nicht völlig ausgeschlossen. Ist doch alles echt zum Kotzen! Ich hatte gehofft, mit diesen verdammten Tests endlich Licht ins Dunkel zu bringen. Stattdessen bin ich jetzt noch verwirrter als zuvor.

Glaubenskrise

Eine Sache gibt es, die mich nach den schlimmen Ereignissen ganz besonders belastet: Ich befinde mich in einer regelrechten Identitätskrise, was meinen bisherigen Glauben angeht.

Schon oft hat sich in den letzten Wochen der Gedanke in meinen Hinterkopf geschlichen, dass ich in der katholischen Kirche absolut nichts mehr verloren habe und genauso gut austreten könnte. Ich bin bitter enttäuscht von Gott. Verstehe nicht, warum er ausgerechnet mich in einen solchen Schlamassel schlittern ließ. Was habe ich nur verbrochen? Wieso musste ich eine solch unmenschliche Entscheidung treffen? Gerade ich, für die Abtreibung niemals vorstellbar gewesen wäre. Ich, die oft belächelt wurde, weil ich nicht mal einer Fliege etwas zuleide tun konnte – und das absolut wörtlich genommen!

War das die Strafe für mein vorheriges Leben? Dafür, dass ich es nicht geschafft habe, das Versprechen, das ich meinem ersten Mann einst vor Gott gab, einzuhalten? Bis dass der Tod uns scheidet ... Schon mit dem Ehebruch damals habe ich mich doch zur Sünderin gemacht – oder? Und jetzt hab ich auch noch gegen das große Gebot „Du sollst nicht töten" verstoßen.

Zwar kann ich wirklich nicht von mir behaupten, der Typ „oberfrommer Christ" zu sein. Am Sonntagmorgen bleibe ich gewöhnlich ohne Reue im Bett liegen, anstatt mit anderen Katholiken brav die Sonntagsmesse zu besuchen. Aber an die wichtigsten Regeln wollte ich mich schon immer halten ... Und doch ist nun alles ganz anders gekommen. Jetzt hatte ich – zumindest scheinbar – keine andere Wahl, als die Entscheidungen zu treffen, die ich im Endeffekt dann auch traf.

Was soll also die „Gemeinschaft der Gläubigen" mir noch geben? Schon seit meiner Scheidung fühle ich mich doch wie eine Aussätzige. Muss, während die anderen zur heiligen Kommunion gehen, wie eine Sünderin in der Bank sitzen bleiben. Und jetzt auch noch der „Mord" – an meinem eigenen Kind!

Solche düsteren Gedanken spuken immer wieder in meinem Kopf herum. Sorgen dafür, dass ich mich wie der allerletzte Mensch auf dem Planeten fühle.

Aber da ist auch noch die andere, die trotzige Seite in mir. Wenn ich ganz ehrlich zu mir bin, habe ich auch früher – vor den schlimmen Ereignissen – schon öfter darüber nachgedacht, dass ich mich mit den Lehren der katholischen Kirche großteils gar nicht wirklich identifizieren kann. Vieles davon erscheint mir unlogisch. Daher habe ich mir diese Dinge so „zurechtgebogen", dass sie für mich passend sind, und gewissermaßen meinen eigenen Glauben daraus „entwickelt".

Trotzdem wäre mir nie in den Sinn gekommen, aus der Kirche auszutreten. Das „macht" man einfach nicht in einem kleinen Dorf, wie ich es bewohne. Was sollen die Leute sagen? Und – ein ganz wesentlicher Punkt: Wenn man kein „Mitglied" mehr ist, bekommt man am Tag X auch keine „richtige" Beerdigung durch einen Pfarrer! Zweimal war ich dabei, als einem „Abtrünnigen" das letzte Geleit gegeben wurde. Sicher – auch diese Menschen sind letztendlich erfolgreich unter die Erde gekommen und es wurden nette Worte gesprochen. Jedoch anders als bei dem gewohnten Procedere der Katholiken. Mir kam es irgendwie so vor, als würde den Verstorbenen der ultimative Segen fehlen.

Doch ab jetzt gibt es dieses große „Aber". Meine trotzige Seite meldet sich lautstark zu Wort.

„Wenn meine Kleine keine richtige Beerdigung durch einen Pfarrer bekommen hat, brauche ich das auch nicht!" Ich will keine „bessere Behandlung", als Angel Marie sie bekommen hat, zumal ich das Begräbnis unserer Tochter als sehr schön und würdevoll empfunden habe. Und das, obwohl – oder gerade weil – es in solch kleinem, intimem Rahmen abgelaufen ist.

Was sollte mich jetzt also noch daran hindern, aus der katholischen Kirche auszutreten? Wenn ich schon eine Verstoßene bin und mein Seelenheil verspielt habe, sollte ich dann nicht wenigstens dazu stehen? Wäre das nicht ehrlicher?

Das, was ich getan habe, lässt sich nicht rückgängig machen. Und es ist auch so, dass ich nicht auf Vergebung meiner Sünden hoffen kann. Zum einen habe ich mir schon vor Langem abgewöhnt, beichten zu gehen. Ich sehe einfach keinen Sinn darin, einem normalen Menschen – wie du und ich – zu erzählen, was ich vermeintlich verbrochen habe in der Hoffnung, dass er mir die Absolution erteilen wird, wenn ich brav meine zehn Vaterunser oder was auch immer bete.

Aber noch wesentlicher ist für mich: Um Vergebung seiner Sünden zu erlangen, muss man doch nach dem Glauben der Kirche bereuen. Und das tue ich nicht. Vielmehr bin ich der Meinung, richtig gehandelt zu haben. Sowohl, was meine Scheidung damals, als auch jetzt die „Abtreibung" meiner Tochter angeht. Bei beidem habe ich auf mein Herz gehört. Ich kann also nicht hingehen und vor irgendeinem Pfarrer Reue heucheln, die ich gar nicht empfinde. Ohne das wird es aber auch keine Vergebung meiner Sünden geben, die ich nach den Geboten der katholischen Kirche eindeutig begangen habe.

Eine absolute Zwickmühle! Denke ich vielleicht nur viel zu viel nach, mache die Dinge unnötig kompliziert? Oder ist es wirklich so schwer, ein guter Christ zu sein? Wie dem auch sei – ich sehe jedenfalls keinen Ausweg aus diesem Dilemma. Darum ja auch mein Gedanke, mich aus der Kirche gleich ganz zu verabschieden. Aus einer Kirche, die stur an ihren Regeln und Vorschriften festhält – ohne Rücksicht auf Verluste.

Ein weiterer Konflikt, von dem ich irgendwo gelesen habe, beschäftigt mich nämlich seither und lässt mich nicht mehr los. In dem Text stand, dass strenggläubige katholische Eltern still geborener Kinder gewissermaßen doppelt gestraft sind. Es genügt nicht, dass sie ihr Kind verlieren. Nein! Sie müssen seitdem auch noch mit der Gewissheit weiterleben, dass der kleinen, unschuldigen Seele der Eintritt in die ewigen Freuden des Himmels verwehrt bleibt. Voraussetzung hierfür wäre ja, dass der Mensch – solange er noch lebt – durch die Taufe in die Gemeinschaft der Gläubigen aufgenommen wurde. Bei Babys, die vor ihrer Geburt noch im Mutterleib gestorben sind, ist dies jedoch unmöglich.

Genauso war es bei Angel Marie auch, als mein Mann und ich – nachdem sie tot zur Welt gekommen war – extra einen Geistlichen kommen ließen und um die Nottaufe baten. Dieser Bitte wurde natürlich nicht entsprochen, weil es gegen die Vorschriften gewesen wäre. Stattdessen wurden wir mit irgendeiner Namensgebung abgespeist. Ordnung muss schließlich sein! Das scheint der Kirche wichtiger zu sein als das Seelenheil der Menschen. Oder darf man das ganze Glaubenszeug vielleicht einfach nicht so für bare Münze nehmen? Ist es altmodisch, im 21. Jahrhundert noch an uralte Überlieferungen zu glauben, die aus der Bibel oder sonstwoher stammen? Aber wenn ich beschließe, (aus Selbstschutz) einfach nicht daran zu glauben, dann kann ich es ja gleich ganz sein lassen und aus der Kirche austreten ...

Ich merke, dass ich mich mit meinen Überlegungen im Kreis drehe – wie so oft in den vergangenen Wochen. Darum beschließe ich, die Entscheidung erst einmal zu vertagen. Sollte sich in absehbarer Zeit – zum Beispiel bis Ende des Jahres – keine Folgeschwangerschaft einstellen, kann ich mich ja immer noch aus der Gemeinschaft der Gläubigen verabschieden.

Nicht, dass ich Gott damit irgendwie erpressen will! Doch ich fürchte, dass meine Verbitterung dann so groß wäre, dass ich dem Glauben endgültig nichts mehr abgewinnen könnte.

Gesegneter Austausch – verfluchter Austausch

Wieder einmal bin ich sehr froh, im Zeitalter des Internets zu leben. Was würde ich nur machen ohne diese virtuellen Kontakte, die ich gerade in den letzten Wochen so eifrig pflege? Wem sollte ich mein lädiertes Herz ausschütten?

Die ganze Schwangerschaft mit Angel Marie war ich, wie damals schon bei Niklas, in einem entsprechenden Forum aktiv – bis hin zum bitteren Ende. Auch jetzt schaue ich noch mehr oder weniger regelmäßig dort vorbei, allerdings ohne irgendwelche Postings zu schreiben. Der Mensch ist bekanntlich ein Gewohnheitstier. Endgültig loszulassen fällt mir sehr schwer, obwohl ich merke, dass mein „heimliches Spionieren" in dem Forum, wo ich doch nicht mehr dazugehöre, mich belastet. Wieder und wieder frage ich mich, warum ich mir das überhaupt antue. Genau genommen ist es eine Art des Masochismus. Seelische Selbstverstümmelung.

Immer wieder bekomme ich dort demonstriert, dass die Welt der Anderen sich weiterdreht. Es ist wieder der normale Schwangeren-Alltag eingekehrt. Nach mir kräht schon längst kein Hahn mehr. Mein Schicksal ist offenbar vergessen. Das passt ja auch zur Reaktion meiner ehemaligen „Forumsfreundinnen". Anfangs hatte ich mit einigen von ihnen noch regen Kontakt per Privatnachricht. Persönliche Emails wurden hin und her geschickt – für mich eine Art Rettungsanker während und kurz nach den furchtbaren Ereignissen.

Es war schön zu sehen, dass die Frauen, mit denen ich über Monate hinweg so vieles geteilt hatte, mich nicht hängen ließen. Dass ich bei ihnen nicht „abgemeldet" war mit meinen schlimmen Erlebnissen.

Doch dann geschah das, was wohl früher oder später die logische Konsequenz war: Eine nach der anderen ließ den Kontakt plötzlich „einschlafen". Ich wartete vergebens auf weitere Nachrichten. Meine Emails blieben einfach unbeantwortet. Ausnahme dabei bildet Natalie, die selbst schon zwei Fehlgeburten verkraften musste. Sie hält mir bis heute die Treue, und wir schreiben uns mehr oder weniger regelmäßig. Meine anderen ehemaligen „Mitkuglerinnen" waren wohl einstimmig der Meinung, dass es jetzt genug sei und sie sich nicht weiter mit meinen Problemen belasten wollten.

Doch – wie sagt man so schön: Wenn sich eine Türe schließt, öffnet sich eine neue. Und so lernte ich im Internet einige liebe Frauen kennen, die vom Schicksal ebenfalls ziemlich gebeutelt waren.

Da ist Petra. Sie hat im Jahr 2012 gleich zwei Babys in der Frühschwangerschaft verloren, das zweite ausgerechnet über Weihnachten. Wir waren also beide zur gleichen Zeit ganz unten und durch unseren Schmerz gewissermaßen verbunden. Jetzt hoffen wir zusammen mit dem Mut der Verzweiflung auf eine schnelle Folgeschwangerschaft. Auch auf Michaelas Schicksal bin ich durch „mein" Internetforum aufmerksam geworden. Sie hatte den errechneten Entbindungstermin einige Wochen nach mir und musste ihren Sohn im Januar 2013 still zur Welt bringen. Kurzerhand schrieb ich sie an, woraus ein regelmäßiger Mailverkehr entstand.

Es ist tröstlich zu sehen, dass ich nicht alleine bin mit solch einem Schicksalsschlag. Andererseits erschreckt es mich aber auch, wie viele Frauen bereits ähnlich Schlimmes erlebt haben. Im Schwangerenforum war ich gewissermaßen Exot mit meinen Erfahrungen. Auf einer anderen Homepage jedoch, auf die ich durch Unterlagen vom Krankenhaus aufmerksam wurde, gehört der Verlust von Kindern zur traurigen Tagesordnung: frauenworte.de

Anfangs bin ich regelmäßig dort aktiv. Versuche aus dem Gemeinschaftsgefühl Kraft zu ziehen. Einige liebe Frauen lerne ich über private Emails näher kennen. Sie wachsen mir ans Herz, und schon bald will ich den Kontakt nicht mehr missen.

Jenny zum Beispiel, die um ihre Tochter „Audrey" trauert, die im Dezember 2012 tot geboren wurde. Allerdings mit einem entscheidenden Unterschied: Die Kleine ist von selbst in ihrem Bauch gestorben. Jenny musste nicht eingreifen, nichts entscheiden. Natürlich ist ihr Verlust deswegen ganz bestimmt nicht weniger schmerzlich. Aber ich selbst habe oft ein Problem solchen „normalen" Sterneneltern gegenüber. Fühle mich irgendwie minderwertig.

Da verbindet mich mit Nicole noch deutlich mehr. Sie hat sich ebenfalls für den Abbruch der Schwangerschaft mit ihrer Wunschtochter entschieden, nachdem unter anderem ein offener Rücken diagnostiziert worden war, der bereits andere gravierende Fehlbildungen nach sich zog. Ihre Sternenprinzessin Mia kam einen Tag vor Angel Marie still zur Welt.

Besonders tragisch finde ich die Geschichte von Melanie, die sie mir eines Tages in einem langen Telefongespräch anvertraut. Bei ihrer Tochter wurde festgestellt, dass der Balken, der normalerweise beide Gehirnhälften trennt, nicht vorhanden war. Während für ihren Freund gleich klar war, dass er „das nicht kann", hat sie selbst lange mit sich gekämpft, ist einige Tage alleine weggefahren, um sich über alles klar zu werden, und hat sich letztendlich für einen Abbruch der Schwangerschaft entschieden.

Das Schlimmste war für sie die Ungewissheit bezüglich der Prognose. Das Fehlen des Balkens im Gehirn hätte eine riesige Spannbreite an möglichen Beeinträchtigungen bedeuten können. Von fast gesund bis zu schwerstbehindert – so hat Melanie es mir unter Tränen erklärt. Wie furchtbar! Ich kann ihre Zerrissenheit diesbezüglich so gut nachfühlen. Da bin ich selbst ja fast dankbar dafür, dass die Lage bei Angel Marie so eindeutig war.

Auch wenn ich in den nächsten Monaten immer mal wieder auf Kritiker stoßen werde, die mir vorwerfen, sie hätte eventuell doch lebensfähig sein können: Ich für mich weiß, dass das absolut unrealistisch ist angesichts der schlimmen Fehlbildungen. Und falls doch, wäre es nur ein sehr kurzes und vor allem menschenunwürdiges Leben gewesen.

Bei Melanies Tochter jedoch war gar nichts eindeutig, was es sicher noch viel schwerer macht, mit dem Abbruch klarzukommen. Sie tut mir echt leid – bin ich mir doch sicher, dass auch sie die unglaublich schwere Entscheidung aus Liebe zu ihrer Tochter getroffen hat. Und zu allem Überfluss wurde sie hinterher dann noch von ihrem

Freund verlassen und kann dadurch in absehbarer Zeit nicht auf ein Folgewunder hoffen. Dabei war ihr Sternenkind auch noch ihr erstes Baby überhaupt.

Bei allem Elend gibt es wohl immer Menschen, die es noch schlimmer getroffen hat als mich. Das wird mir angesichts Melanies Geschichte, aber auch durch den Austausch auf frauenworte.de bewusst. Doch – soll ich dafür tatsächlich dankbar sein? Hilft die Erkenntnis, dass man zwar ganz unten ist, aber andere noch mehr leiden als man selbst, tatsächlich über den eigenen Schmerz hinweg? Ich bezweifle es ...

Dafür merke ich aber, dass ich im Laufe der Zeit dem Schreiben und Lesen im Frauenworte-Forum immer weniger abgewinnen kann. Die ewig gleichen, leeren Phrasen empfinde ich nicht wirklich als hilfreich. „Ich halte Dich, wenn Du magst ..." „Ich schicke Dir ein großes Kraftpaket ..."

Am schlimmsten aber finde ich die folgende Weisheit, die ich immer wieder zu lesen bekomme: „Es stimmt nicht, dass die Zeit alle Wunden heilt – wir lernen nur, mit dem Schmerz zu leben."

„Nein! Nein! Nein!", schreit es dann in mir. „Das will ich nicht glauben! Das darf einfach nicht wahr sein!" Ich weigere mich, mir einreden zu lassen, dass mein Leben jetzt für alle Zeiten verpfuscht sein soll. Dass ich für immer diese Last mit mir herumschleppen muss. Eine Wunde, die nie mehr verheilen wird und von der ich angeblich nur lerne, sie irgendwie zu ertragen.

Heißt es nicht schon in der Bibel: „Dem Menschen geschehe nach seinem Glauben"? Na also! Dann mag das von mir aus die Realität der Anderen sein. Ich werde es nicht einfach so als wahr akzeptieren. Ich will Heilung für meine Wunden. Ich brauche sie – irgendwann ...

Regelmäßig tauchen verzweifelte Neuzugänge im Forum auf. An manchen Postings kann ich einfach nicht vorbeigehen, ohne mir die Mühe zu machen, den Betroffenen etwas zu schreiben, von dem ich hoffe, dass es irgendwie tröstlich sein könnte. Das ist bei mir aber nicht in zwei oder drei belanglosen Sätzen getan, sondern wird meist ein ganzer „Roman", der viel Zeit in Anspruch nimmt und meinen ganzen eigenen Schmerz wieder „hochholt". Doch von den meisten der Frauen höre ich anschließend nie wieder irgendetwas. Sie verschwinden einfach wieder in der Versenkung, ohne dass man jemals erfahren hätte, was aus ihnen geworden ist. Darauf habe ich schon bald keine Lust mehr!

Am meisten jedoch macht mir eine Sache in diesem Forum zu schaffen: Die Geschichten werdender Mütter, die ebenfalls eine schlimme oder hoffnungslose Diagnose für ihre Babys bekommen haben und vor der Wahl stehen, einen Schwangerschaftsabbruch vornehmen zu lassen. Wenn die Betroffenen sich dann dagegen entscheiden und den „Dingen ihren natürlichen Lauf lassen", ernten sie dafür immer viel Lob und Beifall.

„Du hast meinen allerhöchsten Respekt ... Wie schön, dass Du Dein Kind selbst entscheiden lässt, wann es gehen will ... Hut ab vor Deiner Stärke ... Ich bewundere Deinen Mut."

Solche Sätze sind für mich wie ein Stich ins Herz und machen mich gleichzeitig auch etwas wütend. Denken „die" etwa, dass der andere Weg weniger Mut erfordert? Der Weg, den ich gewählt habe? Glauben sie, dass diese Entscheidung leichter für mich war?

„Es der Seele überlassen, wann sie gehen will" – Das hört sich so wunderschön geflügelt an! Die Realität jedoch sieht oft anders aus. Wie viele Menschen hoffen nichts sehnlicher, als endlich sterben zu dürfen? Weil es für ihren Zustand keine Aussicht auf Besserung mehr gibt. Weil sie nur noch Schmerzen haben und vor sich hin vegetieren. Und wie oft geht dieser letzte Wunsch über Jahre nicht in Erfüllung? Das will anscheinend niemand sehen. Oder versuche ich am Ende nur, mir mit solchen Argumenten meine Entscheidung schönzureden?

Eines Tages stoße ich im Forum auf ein Posting von Heike, bei dem mir der Atem stockt. Es könnte wortwörtlich von mir sein! Sie beschreibt ihre Verzweiflung, die absolute Ratlosigkeit, nachdem bei ihrer ungeborenen Tochter Trisomie 13 festgestellt wurde. Die

Kleine habe wahrscheinlich keine Chance, ihr wurde nahegelegt, über einen Schwangerschaftsabbruch nachzudenken. „Was soll ich nur tun?", fragt sie sich immer wieder. „Das kann ich doch nicht machen!"

Am Datum erkenne ich schließlich, dass der Beitrag schon etwas älter ist und klicke mich durch zu den neueren zum gleichen Thema. Ich lese, dass Heike ihre Entscheidung inzwischen getroffen hat: Sie wird die Schwangerschaft weiterlaufen lassen und fühlt sich jetzt sehr gut damit. Natürlich gibt es auch für sie viel Zuspruch und Bewunderung der anderen Frauen. Ihr und der „kleinen Kämpfermaus" wird viel Kraft gewünscht. Viele hoffen darauf, dass es entgegen der Prognose der Ärzte doch ein Happy End geben wird.

Ich fühle mich einfach nur schlecht, als ich das alles lese. Zweifle meine eigene Entscheidung an. War ich vielleicht einfach nur zu schwach? Habe ich als Mutter total versagt? Wenn ich mich ebenfalls zu diesem Weg entschlossen hätte, dann könnte ich mich jetzt auch als „Heldin" feiern lassen – anstatt das permanente Gefühl zu haben, mich mit meinem Schicksal verstecken zu müssen und im Forum vollkommen fehl am Platz zu sein.

Einem plötzlichen Impuls folgend, schreibe ich Heike eine private Nachricht. Vielleicht kann ich dadurch irgendwie das schlechte Gefühl wieder loswerden, das mich jetzt quält. Ich bekomme auch sehr schnell eine mitfühlende, verständnisvolle Antwort von meiner Schicksalsgenossin. Heike gibt mir zu verstehen, dass sie meine Entscheidung sehr gut nachvollziehen kann und dieser Weg eben der richtige für mich ist und ihrer der richtige für sie. Ich bin ihr sehr dankbar dafür, dass sie mich mit keinem einzigen Wort verurteilt oder meinen Entschluss kritisiert.

Durch den Austausch mit Heike erfahre ich auch, dass es bei der Gehirnschädigung, die durch Trisomie 13 oft verursacht wird, unterschiedliche Schweregrade gibt. Bei ihrer Tochter ist die Teilung der Gehirnhälften beinahe komplett vollzogen, bei unserer Angel Marie hatte gar keine Teilung stattgefunden. Also hat sie wahrscheinlich berechtigte Hoffnung auf eine reelle Chance ihrer Kleinen. Ganz im Gegensatz zu uns damals. Wenn es also eines Tages wirklich so kommen sollte, dass sie nach der Geburt ihr lebendiges Baby im Arm halten darf, das dann auch auf unbestimmte Zeit bleiben kann – so heißt das doch noch lange nicht, dass es bei uns ebenso glimpflich ausgegangen wäre.

Nachdem ich mich mit Heike ausgetauscht habe, geht es mir tatsächlich besser. Die Zweifel sind geschmolzen. Alles erscheint mir wieder logisch.

Etliche Wochen später werde ich mitbekommen, dass im Fall von Heikes Baby alles Hoffen, alle Zuversicht und guten Wünsche vergeblich waren. Eines Tages stirbt es im Mutterleib. Wegen Komplikationen muss dann auch noch ein Notkaiserschnitt gemacht werden – eine zusätzlich nervenaufreibende Erfahrung für die Schwangere. …„Nein! Das wäre nichts für mich gewesen", versichere ich mir selbst zum wiederholten Male. „Ich hatte wenigstens noch eine schöne, friedliche Geburt, wenn ich mein Mädchen schon nicht behalten durfte."

Natürlich weiß ich, dass es auch anders hätte ausgehen können und das Weitertragen für Heike vielleicht trotzdem eine gute Option dargestellt hat. Aber in meiner Lage ist diese Geschichte ein „Beweis" mehr für mich, dass meine Entscheidung richtig war. Neben dem Bedauern, weil Heikes Tochter es nicht geschafft hat, verspüre ich daher auch Erleichterung – und fühle mich gleichzeitig schuldig dabei. Verfluchter Teufelskreis!

Urlaub im „warmen" Süden

Das bisherige Wetter in diesem Jahr ist eine einzige Katastrophe! Kalt. Trüb. Trostlos. Es schlägt noch zusätzlich auf mein ohnehin schon sehr mitgenommenes Gemüt. Ende März ist noch nicht einmal eine Spur von Frühling zu erahnen. Was denkt Petrus sich nur dabei? Will er uns noch zusätzlich quälen? Wie sollen wir jemals wieder besser drauf sein, wenn die Sonnenstrahlen fehlen, um unser erstarrtes Herz zu erwärmen? Gerade mein Mann und ich, die ohnehin sehr wetterfühlig sind.

Wir haben die Nase voll! Bevor wir daheim noch komplett wahnsinnig werden, beschließen wir kurzerhand einfach mal „abzuhauen". Das lange Osterwochenende steht nämlich vor der Tür. Noch einen Tag überstundenfrei angehängt und wir können für vier Nächte Richtung Süden fahren.

An den Gardasee soll es gehen. Dort habe ich eine hoffentlich schöne Anlage für uns ausgesucht. Verschiedene Bungalowsiedlungen mit Swimmingpools inmitten eines großen Golfplatzes, zugehörige Hotels mit Sauna und Wellnessbereich, Restaurants, Supermarkt ... dort kann man es sicher aushalten. Wenn dann noch das Wetter mitspielt, sollte ein paar Tagen Erholung, in denen wir neue Kraft für den Alltag tanken können, nichts im Wege stehen!

Erwartungsfroh brechen wir am Karfreitag also Richtung Italien auf. Ich in doppelter Hinsicht – neben ein paar sonnigen Tagen hoffe ich außerdem darauf, in diesem Zyklus endlich einen Eisprung zu haben. Seit einer gefühlten Ewigkeit warte ich schon darauf. Messe Tag für Tag meine Aufwachtemperatur, teste zusätzlich mit Ovulationstests.

Brav trage ich alles in mein Zyklusblatt ein. Mittelschmerz – schon an fünf, jedoch nicht zusammenhängenden Tagen in diesem Monat. Beobachtungen des Zervixschleims. Kommentare zu Stechen in der Leiste oder im Bauch, Impfung am Vortag, länger oder kürzer geschlafen oder sonstige Ereignisse, die die Aufwachtemperatur beeinflussen könnten. Vor einigen Tagen habe ich begeistert bereits eine deutliche zweite Linie auf dem Ovulationstest entdeckt. Ein entsprechender Temperaturanstieg, der auf einen Eisprung hindeutet, hat allerdings nicht stattgefunden.

Die Warterei zermürbt mich. Ich will jetzt unbedingt wieder schwanger sein. Am liebsten sofort!

Darum „üben" wir natürlich fleißig, beinahe verbissen für ein neues Baby. Sex nach Terminplan – keine sehr romantische Angelegenheit. Jeden zweiten Tag, allerspätestens am dritten, um ja die fruchtbaren Tage nicht zu verpassen. Falls diesen Zyklus überhaupt noch welche kommen werden. Ich bin nun nämlich schon wieder am einundzwanzigsten Zyklustag angekommen. Es muss doch jetzt endlich mal etwas passieren! Und so befinden sich im Reisegepäck selbstverständlich auch mein Fieberthermometer und Tests zur Messung des LH-Anstiegs.

Pünktlich mit dem Grenzübertritt reißt die Wolkendecke auf. Die Temperatur klettert eifrig auf dem Thermometer. Als wir Innsbruck passieren, lacht die Sonne vom strahlend blauen Himmel, und es hat bereits achtzehn Grad. Unsere Laune steigt schlagartig. Was für ein toller, beinahe vergessener Anblick! Und wir sind ja noch gar nicht besonders weit gefahren. Bis wir am deutlich südlicher gelegenen Gardasee ankommen, wird es sicher noch um einiges wärmer werden. Doch Irren ist bekanntlich menschlich, wie ich in den vergangenen Monaten bereits einige Male schmerzlich erfahren musste.

In Südtirol ist der Himmel bereits etwas bewölkt, aber es ist immer noch schön warm. Doch dann zieht es mehr und mehr zu, je südlicher wir kommen. Westlich der Autobahn sehen wir dicke, schwarze Wolken hängen – genau in der Richtung, in die wir gleich müssen! Als wir an der Ausfahrt „Lago di Garda Sud" von der Autobahn abfahren, fängt es an zu regnen. Erst nur ein paar Tropfen, doch dann immer mehr und mehr. Na toll – das kann ja heiter werden!

Als wir schließlich an unserem Zielort – der Ferienanlage nahe Peschiera del Garda – ankommen, ist der Himmel grau in grau, und es hat sich richtig schön eingeregnet. Aber es ist sowieso schon früher Abend und wird bald dunkel werden. Vielleicht hat das Wetter sich bis morgen ja beruhigt. Wir melden uns an der Rezeption an und bekommen unseren Bungalow zugewiesen. Der wenigstens sieht ganz einladend aus, wenn das Wetter es schon nicht ist.

Aufgrund der recht späten Stunde beschließen mein Mann und ich, heute nicht mehr in den Ort zu fahren, sondern schnell im À-la-carte-Restaurant des Hotels zu essen. Dieses Vorhaben bereuen wir aber, sobald wir den großen Speisesaal betreten. Er ist gerammelt voll und es herrscht ein entsprechender Lärmpegel. Niklas scheint sich auch nicht wohl zu fühlen. Naja – da müssen wir jetzt durch! In der überteuerten Speisekarte mit bescheidener Auswahl fällt es schwer, überhaupt etwas zu finden, das uns halbwegs zusagt. Stillschweigend haben wir längst beschlossen, dass der Besuch in diesem Restaurant eine einmalige Angelegenheit bleiben wird. Morgen suchen wir uns ein gemütliches Lokal im nahen Ort. Morgen scheint bestimmt auch die Sonne. Morgen wird alles besser!

Als wir nach dem Essen auf dem Heimweg zu unserem Bungalow den Aufzug benutzen, verliere ich diesen Glauben ganz schnell wieder. Das DINA4-Blatt, das an der Innenwand aufgehängt wurde, vermiest mir vollends die Laune. Ein Ausdruck aus dem Internet. Die Wetteraussichten für die nächsten Tage. Das darf doch nicht wahr sein! Kann es tatsächlich möglich sein, dass wir so ein Pech haben? Samstag, Sonntag, Montag – immer das gleiche Symbol: Regen, morgen sogar starker. Dazu Temperaturen deutlich unter zwanzig Grad. 14 Grad ... 12 Grad ... dafür sind wir doch nun wirklich nicht hergekommen!

Frustriert gehen wir im Regen zurück zum Bungalow und bringen Niklas ins Bett. Dann räume ich noch unsere Sachen aus und zappe mich hinterher lustlos durch die paar deutschen Fernsehkanäle, die der Mini-Fernseher hergibt. Wie gut, dass es inzwischen dunkel ist und man das Trauerspiel draußen nicht mehr sehen muss. Und noch besser, dass mein Mann und ich einen Kasten Weißbier mit nach Italien gebracht haben. Damit können wir wenigstens versuchen, uns das Wetter schön zu trinken.

Am nächsten Morgen, noch vor dem Aufstehen, messe ich brav meine Aufwachtemperatur. Dabei schicke ich stumm Stoßgebete zum Himmel. „Bitte, bitte, lass die verflixte Temperatur weiter angestiegen sein!" Dies wäre nämlich ein Anzeichen dafür, dass der Eisprung endlich stattgefunden hat. Doch – war wohl nix! Kein Anstieg erkennbar.

Es ist zum Verrücktwerden! Die stille Geburt ist jetzt schon über drei Monate her, und ich konnte seitdem noch keine fruchtbaren Tage erkennen. „Werde ich überhaupt jemals wieder welche haben? Oder hat meine Seele zu sehr gelitten, als dass sie eine weitere Schwangerschaft zulassen würde?", frage ich mich verzweifelt.

Ich hoffe, dass sich wenigstens das Wetter etwas gebessert hat und meine Laune dadurch ein klein wenig steigt. Doch als ich erwartungsvoll die Fensterläden öffne, erweist sich auch diese Hoffnung als vergeblich. Aus dicken grauen Wolken am Himmel regnet es immer noch munter. Absolut trostlos! Der Himmel scheint sich komplett gegen uns verschworen zu haben – im wahrsten Sinne des Wortes.

Wie macht man nun das Beste aus einem derart verregneten Kurzurlaub? Wir werden wohl Dauergäste im Hallenbad des Hotels werden, das auch über eine Saunakabine verfügt. Vielleicht kann ich wenigstens dort etwas ins Schwitzen kommen!

Gesagt – getan! Niklas hat seinen Spaß beim Herumplantschen, und ich kann in der Sauna etwas relaxen. Als wir nach dem Schwimmen die wenigen hundert Meter zurück zu unserem Bungalow fahren wollen, kommen wir mit dem Auto kaum noch durch, da die Zufahrtsstraße regelrecht überflutet ist. Offensichtlich ist die italienische Kanalisation nicht auf solche Regenmengen ausgelegt.

Wir haben keine Ahnung, was wir bei diesem Mistwetter mit dem angebrochenen Tag anfangen sollen. Doch am frühen Abend passiert plötzlich das „Wunder". Es hört auf zu regnen und die Wolkendecke reißt ein klein wenig auf. Wie toll! Wir haben ja schon gar keine großen Ansprüche mehr. Kurzerhand beschließen wir, noch einen kurzen Abstecher ins nahegelegene Städtchen Lazise zu machen. In früheren Jahren war ich dort einige Male im Sommer und habe das romantische Flair der engen, belebten Gassen noch in sehr guter Erinnerung. Ich freue mich darauf, René, der noch nie in Lazise war, alles zu zeigen.

Doch als wir nach einer kurzen Autofahrt dort ankommen, ist das Bild ganz anders, als ich es in Erinnerung habe: Die Straßen nass, die vielen Lokale wie ausgestorben, und die Menschen, die uns entgegenkommen, mit Regenjacken und Kapuzen vermummt. Auch der Gardasee erscheint ohne Sonnenstrahlen trist und grau. Eine Enttäuschung! Fröstelnd drehen wir eine Runde an der Seepromenade entlang und durch die Gassen der Altstadt. Dann fängt es sowieso schon wieder an zu regnen, und wir sehen zu, dass wir zurück zu unserer Anlage kommen.

Auf der Heimfahrt wundere ich mich, warum die Scheiben im Auto so beschlagen. Ich will die Heizung höher drehen, doch es tut sich gar nichts. Nach kurzer Zeit wird uns klar, dass das Gebläse ausgefallen ist. Na super – das hat uns gerade noch gefehlt! Sind wir denn vom Pech verfolgt? „Wird sicher spaßig werden, in ein paar Tagen ganz ohne Heizung bis heim zu fahren", denke ich mir frustriert.

Als wir wieder in unserem Bungalow ankommen, ist die kurze Verschnaufpause, die Petrus uns gegönnt hat, vorbei. Der Himmel öffnet abermals seine Schleusen, und es schüttet wie aus Eimern. Etwas später, als Niklas im Bett ist, lasse ich meinen Gefühlen freien Lauf und die Tränen ungehemmt fließen. Ich kann einfach nicht anders. Die ganze Enttäuschung über diesen verpfuschten Urlaub bricht aus mir heraus, dazu noch der Frust wegen meines nicht funktionieren wollenden Körpers und die Trauer über den Verlust unserer Tochter, die immer noch allgegenwärtig ist.

Wären wir nur daheim geblieben! Dort könnte ich wenigstens zum Grab gehen, abends im Internet surfen oder mir einen Film von der übervollen Festplatte reinziehen. Aber hier – bei diesem grauenhaften Wetter? In dem kleinen, spartanisch eingerichteten Bungalow wird einem sicher bald die Decke auf den Kopf fallen. Vor die Tür aber schafft man es im strömenden Regen kaum. Und laut Wettervorhersage ist für die nächsten beiden Tage, die wir noch hier verbringen wollen, keinerlei Besserung in Sicht. Ich könnte schreien.

Das halte ich nicht aus! Innerlich stelle ich mich daher schon darauf ein, meinen Mann morgen zu überzeugen, die Koffer zu packen und wieder abzureisen. Wenn nicht doch noch ein Wunder geschieht ... Den Glauben daran habe ich jedoch in den letzten Monaten verloren.

Einen Lichtblick gibt es aber doch noch an diesem schwarzen Tag. Der Ovulationstest, den ich durchführe, zeigt endlich ein klares Ergebnis. Die zweite Linie darauf ist sehr farbintensiv, beinahe pink. Das ist eindeutig positiv! Endlich! Jetzt weiß ich auch, dass die ganzen Spekulationen der vergangenen Wochen über andere Tests mit deutlich weniger kräftigen Linien umsonst waren. So sieht ein wirklich positives Ergebnis aus. Unverkennbar.

Zum allerersten Mal in meinem Leben halte ich einen positiven Ovulationstest in der Hand. Laut Herstellerangabe müsste mein Eisprung somit in den nächsten vierundzwanzig bis sechsunddreißig Stunden erfolgen.

Ein Anfang ist also gemacht – auch wenn ich bei meiner derzeitigen „Glückssträhne" nicht daran glaube, dass es so bald klappen wird mit einer neuen Schwangerschaft. Trotzdem will ich diese Chance, die nun doch endlich da ist, nicht vergeben. Zwar haben mein Mann und ich in letzter Zeit „geübt" wie die Wilden und jede Menge „X gesetzt", wie es in Kinderwunschforen immer so schön genannt wird. (Ein furchtbarer Ausdruck, wie ich finde!)

Auf weitere zwanghafte sexuelle Aktivitäten nach Terminplan habe ich darum echt keine Lust mehr. Aber jetzt, wo der Eisprung so kurz bevorsteht, sollten wir wohl doch lieber nochmal nachlegen – Lust hin oder her! Mit dem Mut der Verzweiflung animiere ich meinen Mann deshalb spät am Abend noch einmal zum „Herzeln". Danach bin ich froh, dass die fruchtbaren Tage für diesen Zyklus in Kürze vorbei sein werden und wir darum nicht mehr krampfhaft Sex haben „müssen", selbst wenn uns gerade so gar nicht danach ist.

Meine Pflicht habe ich erfüllt. Jetzt kann ich nichts mehr tun außer abwarten, hoffen und beten, dass mein unermüdlicher Einsatz von Erfolg gekrönt sein wird.

Versöhnliches Osterfest

Als ich am nächsten Morgen aus dem Fenster schaue, traue ich meinen Augen kaum. Die Sonne lacht vom strahlend blauen Himmel, von Wolken keine Spur mehr. Und das allem trostlosen Wetterbericht zum Trotz. Innerlich bedanke ich mich bei Petrus, dass er ein Einsehen hatte und es doch noch gnädig mit uns meint. Sonne – wie dringend brauchen wir sie für unsere so angeschlagenen Gemüter!

Die Temperaturen sind zwar noch etwas frisch. Trotzdem lassen wir es uns nicht nehmen, draußen auf der Terrasse zu frühstücken. Anschließend verstecke ich die mitgebrachten Geschenke für Niklas, denn schließlich kommt auch in Italien der Osterhase – zumindest zu den deutschen Gastkindern. Ich freue mich schon auf das Gesicht unseres Sohnes, wenn er gleich alles suchen und letztendlich finden darf. Im letzten Jahr war er nämlich noch zu klein, um alles bewusst mitzukriegen, und konnte noch gar nicht richtig laufen.

Der kleine Mann hat dann auch großen Spaß daran und ist zufrieden mit seiner „Beute". Anschließend geht der Tag sehr schön weiter, mit einem gemütlichen Spaziergang durch die große Anlage und einem Ausflug ins nahe gelegene Peschiera. Wer hätte das gestern noch gedacht? Ich jedenfalls nicht während meiner verzweifelten Stunden. Nun bin ich doch sehr froh, dass wir hergekommen sind. Und dankbar, hier etwas Kraft und Wärme für den gefühlten Endloswinter in der Heimat tanken zu können.

Den Abschluss unseres Kurzurlaubs bildet ein Ausflug nach Venedig am Ostermontag. Da mein Mann und unser Sohn sehr gerne Zug fahren, haben wir dieses Verkehrsmittel hierfür gewählt. Schon sehr schnell bereuen wir jedoch unseren Entschluss. Lautstarkes Stimmengewirr in Verbindung mit temporeicher Sprechweise der Italiener und beängstigender Enge in den überfüllten Waggons – eine nervenzehrende Mischung!

Auch die Stadt selbst platzt schier aus allen Nähten, wie wir später auf dem überfüllten Markusplatz feststellen müssen. War wohl doch keine so gute Idee, ausgerechnet an einem Feiertag hierherzukommen! Menschenmassen schieben sich über eine große Brücke auf der Riva degli Schiavoni, der bedeutendsten Flaniermeile der Stadt.

Mir wird bewusst, dass ich mich mal einige Minuten aus dem ganzen Trubel ausklinken muss. Ich ergattere einen Sitzplatz auf einer großen Stufe. Von dort aus lasse ich mir die Sonne auf das Gesicht scheinen und blicke auf das Wasser des Bacino di San Marco mit der darin liegenden Insel San Giorgio Maggiore. Niklas springt währenddessen fröhlich zwischen den Anlegestellen der Gondeln herum, gefolgt von seinem Papa. Ich habe also einen Moment Ruhe für mich. Doch mit der Verschnaufpause kommen auch die sentimentalen Gedanken. In Momenten wie diesen vermisse ich unsere Tochter ganz besonders. Da wird mir wieder schmerzlich bewusst, dass ich Angel Marie nicht die Schönheit dieser Welt zeigen kann – all jene wundervollen Orte, die es zu entdecken gibt. Sie wird sich niemals an einem solchen Anblick erfreuen dürfen, nie die Sonne auf ihrem Gesicht spüren oder den salzigen Geruch von Meerwasser schnuppern.

Unsere Tochter ist tot – tot – tot! Und so sitze ich hier – inmitten Tausender von Menschen – und lasse meinen Tränen freien Lauf.

Am nächsten Tag müssen wir leider schon wieder heimwärts fahren. Die Sonne Italiens hinter uns lassen. Zurück ins kalte Deutschland, wo der trostlose Alltag auf uns wartet. Die Temperatur bei unserer Ankunft liegt nur knapp über dem Gefrierpunkt, und das Anfang April. Wunderbar!

Ich habe Angst vor dem morgigen Tag. Ein besonders schmerzhafter. Wie soll ich ihn nur überstehen – so ganz ohne meinen Mann, der dann bereits wieder arbeiten muss? Lange hat mir vor diesem Datum gegraust. Doch noch deutlich länger habe ich darauf gewartet. Hoffnungsvoll. Sehnsüchtig. Habe ich diesen Meilenstein hinter mich gebracht – so hoffe ich inständig, dann wird es endlich leichter werden.

Ich kann nicht ahnen, dass der Monat April eine ganze Reihe an Tiefschlägen für mich bereithält, die mich an den Rand meiner psychischen Kräfte bringen wird.

Der Tag X

Nun ist er also da! Der „magische" Tag. 3. April 2013. Das Datum, das monatelang eine besondere Bedeutung hatte, das ich immer wieder gehört, gelesen oder genannt habe. Der errechnete Entbindungstermin unserer Tochter.

Es ist wohl gemeinhin bekannt, dass nur die wenigsten Babys tatsächlich an diesem theoretischen Datum geboren werden. Trotzdem hat besagter Tag für viele „Sterneneltern" eine ganz besondere Wichtigkeit – führt er ihnen doch wieder ihren Verlust vor Augen. Hätte ... wäre ... würde ... Alles das, was nun niemals eintreffen wird. Obwohl man es sich doch schon so schön, in allen Details ausgemalt hat.

Heute bin nun auch ich dran. Schade, dass ich diesen speziellen Tag nicht mit meinem Mann „feiern" kann. So schlimm, wie befürchtet, wird es dann aber gar nicht. Ich muss nicht einmal weinen. Nicht heute.

An Angel Maries Grab lege ich einen Strauß Rosen nieder und zünde eine Kerze an. Abends besuchen wir dann noch einmal zu dritt den Friedhof: René, Niklas und ich.

Hinterher bin ich froh, dass dieser Tag fast überstanden ist, und beschließe, mir noch ein schönes Bad zu gönnen. Mit einem wohligen Seufzer lasse ich mich ins heiße Wasser gleiten. Schon nach wenigen Minuten setzt die gewünschte Entspannung ein.

Doch – was ist das? Handelt es sich um eine optische Täuschung? Spielen meine Augen mir einen Streich? Nein: Aus meinen Brüsten fließt doch tatsächlich Milch! Nicht viel, nur ein paar Tropfen. Aber eindeutig Milch, stelle ich fest, als ich die Flüssigkeit vorsichtig mit der Fingerkuppe aufnehme und probehalber daran lecke.

Meine Entdeckung lässt mich ganz aufgeregt werden. Kann es vielleicht möglich sein, dass ich wieder schwanger bin? Und meine Brüste sofort darauf reagieren?

In meinen bisherigen beiden Schwangerschaften konnte ich zwar nie etwas Derartiges feststellen, aber man kann ja nie wissen ... Einmal ist bekanntlich immer das erste Mal.

„Aber nein!", korrigiere ich mich selbst sofort, „wie sollte das denn gehen? Mein Eisprung war doch erst vor zwei oder drei Tagen. Ist doch totaler Quatsch. So schnell wäre eine eventuell befruchtete Eizelle überhaupt nicht eingenistet."

Trotzdem erscheint mir das Ganze sehr merkwürdig. Woher kommt die Milch plötzlich? Warum gerade jetzt? Wieso heute? Es kommt mir vor, als würde mein Körper mir demonstrieren wollen, dass er die vergangene Schwangerschaft – obwohl sie bereits vor über drei Monaten gewaltsam beendet wurde – noch nicht vergessen hat.

Und welcher Tag wäre hierfür besser geeignet, als der eigentliche Entbindungstermin?

Ungeliebter Kindergarten

Fünf Tage später ist noch ein denkwürdiger Tag. Für unseren Sohn Niklas soll ein neuer Lebensabschnitt beginnen. Mit seinen gerade einmal zweieinhalb Jahren darf er das erste Mal in den Kindergarten gehen. Sein Papa war ja schon von Anfang an dafür gewesen, ihn so früh wie möglich hinzuschicken. Kannte er es doch so aus seiner eigenen Kindheit in der ehemaligen DDR, wo die Kinder oft schon mit Vollendung des ersten Lebensjahres eine Kinderkrippe besuchten.

Während er mir oft von den Vorteilen und der schönen Zeit dort vorschwärmte, war ich immer vehement dagegen gewesen, mein „Baby" so früh loszulassen. Ich selbst ging nämlich erst mit vier Jahren in den Kindergarten, was nach den Erzählungen meiner Eltern früh genug gewesen war, weil ich mich nach zwei Jahren dort schon wieder gelangweilt hatte.

Da mein Mann und ich nicht darauf angewiesen waren, unser Kind irgendwo „unterzubringen", weil ich mir meine selbstständige Tätigkeit frei einteilen und vieles von zu Hause aus erledigen konnte, bestand für einen Kindergartenbesuch überhaupt keine Eile. Das hatte schließlich auch René eingesehen und akzeptiert.

Soziale Kontakte – schön und gut. Aber die konnte Niklas auch haben, wenn ich mich privat mit anderen Müttern traf, mit meinem Sohn die wöchentliche Krabbelgruppe bei uns im Ort besuchte oder er zu den Nachbarskindern zum Spielen ging.

Doch dann war der Martinstag 2012 gekommen, der meine Meinung zu dem Thema verändert hatte. Nach der Kirche und dem anschließenden Sankt-Martins-Umzug waren alle Teilnehmer noch auf einen kleinen Umtrunk in den örtlichen Kindergarten eingeladen. Bei dieser Gelegenheit hatte ich mir zum ersten Mal die Räumlichkeiten anschauen können. Mir fiel auf, dass Niklas sich von Anfang an total wohlfühlte. Ganz aufgeregt war er und spielte begeistert mit einer Kugelbahn im Gang. Als uns dann auch noch die freundliche Kindergartenleiterin in ein Gespräch verwickelte und uns erklärte, dass es für die Kleinen ab zweieinhalb Jahren eine besondere „Einstiegsregelung" gab, begann mein Widerstand zu schmelzen.

Ich hatte schließlich selbst gesehen, wie gut es Niklas im Kindergarten gefallen hatte, wie gerne er in Gesellschaft der anderen Kinder war. Das wollte ich ihm nicht nehmen. Plötzlich schien dieser Plan sogar geradezu perfekt für uns zu sein! Ich war damals ja wieder glücklich schwanger gewesen und der Überzeugung, dass wir im April 2013 zu viert wären. Niklas könnte dann exakt ab diesem Zeitpunkt an zwei Tagen die Woche für jeweils drei Stunden den Kindergarten besuchen. Und fünfeinhalb Monate später, nach seinem dritten Geburtstag, würde seine „Mitgliedschaft" automatisch auf die ganze Woche erweitert werden.

So toll hatte ich mir alles vorgestellt: Unser Sohn, der wahrscheinlich froh wäre, mal für ein paar Stunden daheim rauszukommen, dem Babygeschrei zu entgehen und sich mit Gleichaltrigen auszutauschen. Und ich, die ich währenddessen Zeit hätte, mich voll auf das neue Lebewesen zu konzentrieren, das in unsere Familie kommen würde.

Erstens kommt es anders, und zweitens, als man denkt! Als ich Niklas zu seinem ersten Tag im Kindergarten bringe, gibt es keinen kleinen Schreihals in unserem Leben. Alles ist anders gekommen als geplant. Wer hätte das vor ein paar Monaten noch gedacht? Meine Hoffnung, ich könne unseren Erstgeborenen leichter loslassen, weil bereits „Nachschub" da ist, erfüllt sich nicht.

Mir ist zum Heulen zumute – doch da muss ich jetzt irgendwie durch. Versprochen ist schließlich versprochen. Und ich will unseren Sohn ganz sicher nicht dafür bestrafen, dass seine Schwester nicht bei uns, sondern auf dem Friedhof ist.

Niklas macht es mir leicht. Kaum an der Türe, scheine ich schon vergessen für ihn zu sein. Fröhlich hüpft er zwischen den anderen Kindern herum und beschnuppert sein neues Reich. Ich selbst sitze in einer Ecke und beobachte die Szenerie. Frustriert, deprimiert. In meinem Unterleib zieht und drückt es. Die permanente Erinnerung an einen weiteren Misserfolg. Wieder einmal ist die Mens gekommen. Viel zu früh – kaum mehr als eine Woche nach dem lange ersehnten Eisprung. Draußen ist der Himmel nach wie vor trüb und grau. Kaum ein Lichtstrahl fällt durch die großen Scheiben. Da muss man ja schwermütig werden! Unseren Sohn jedoch scheint das miese Wetter nicht weiter zu kümmern. Er ist sichtlich glücklich, endlich in „seinem" Kindergarten zu sein. Schließlich haben wir ihn bereits seit Monaten „heiß" darauf gemacht.

„Scheinbar fällt nur einem von uns das Loslassen schwer", denke ich etwas wehmütig. Sollte tatsächlich alles so leicht und problemlos ablaufen? Kaum zu glauben.

Nein – so einfach ist es doch nicht, wie sich an einem anderen Tag zeigt. Nachdem Niklas keinerlei Probleme gemacht hat, habe ich mit seinen beiden Kindergärtnerinnen vereinbart, dass ich mich in den Flur setze. Wir wollen sehen, ob er genauso gut klarkommt, wenn ich nicht in Reichweite bin. Eine Zeitlang klappt alles bestens – bis zur ersten Unstimmigkeit. Als Niklas dann bemerkt, dass ich nicht da bin, gerät er völlig außer sich und ist nicht zu beruhigen. Von meinem Platz im Gang aus kann ich sein Gebrüll eine Etage tiefer ganz deutlich hören. Wenig später schon kommt die Kindergärtnerin, um mir Bescheid zu sagen. Ich tröste meinen Kleinen – innerlich leicht triumphierend, weil es wohl doch nicht ohne mich geht. Bis auf Weiteres sitze ich also wieder unten, im Gruppenraum, wo ich Niklas im Blick habe und er mich.

Was ich da beobachten kann, gefällt mir jedoch ganz und gar nicht! Ich empfinde die Stimmung in der Gruppe als bedrückend. Die Kinder laufen scheinbar alle mit ernsten Gesichtern herum, keines von ihnen kann ich lachen sehen. Sicher sind sie gar nicht freiwillig hier, rede ich mir ein.

Und dann mein Kleiner! Er kann doch noch gar nicht richtig sprechen, sich mit den Anderen nicht verständigen. Mir scheint es, als würden die Kinder ihn betrachten wie ein exotisches Tier: Mit einer Mischung aus Neugier und Belustigung. Manche tuscheln sogar über ihn. Doch keiner weiß so recht etwas mit ihm anzufangen. Kein Wunder – eigentlich ist er doch noch viel zu jung für das alles hier. Das erkenne ich ganz deutlich auch daran, dass er die ganzen Regeln, die hier herrschen (Müssen Kinder wirklich schon so viele davon haben?) nicht versteht. Wenn ich ehrlich bin, kann ich selbst nicht alles nachvollziehen, was hier so gelebt wird. Und es tut mir in der Seele weh zu sehen, wie Niklas immer wieder „aufläuft".

Einmal sieht er beispielsweise ein paar Kinder im Gang herumspringen. Begeistert will er auch mitmachen, wird aber sofort zurückgepfiffen mit dem Hinweis, dass bereits vier „Gangkinder" zusammen sind und es nicht mehr sein dürfen. Ein anderes Mal sieht er Kinder aus der anderen Gruppe eine Etage höher im Gang und will zu ihnen raufgehen. Auch hier wird er gleich von einem anderen Kind belehrt, dass er nicht hoch darf, weil heute kein „Rauf-runter-Tag" ist. Furchtbar! Wenn es hier so viele Regeln und Verbote gibt, kann mein Kleiner sich doch gar nicht wohlfühlen!

Doch das Schlimmste ist die gemeinsame Brotzeit, die immer am Vormittag abgehalten wird. Alle Kinder holen sich dazu ihre Taschen mit dem entsprechenden Inhalt, suchen sich einen Platz an der „Tafel" aus und essen gemeinsam. Alle – bis auf Niklas. Er probt jedes Mal den Zwergenaufstand. Solange er nämlich nach Herzenslust spielen und frei herumhüpfen darf, ist seine Welt in Ordnung. Aber wehe, er wird dabei gestört!

Nicht im Traum denkt er daran, wie die anderen ruhig auf seinem Stuhl sitzen zu bleiben. Nein, da springt er lieber nach kurzer Zeit wieder auf und klettert in sein geliebtes Spielhaus. Da können die Kindergärtnerinnen sagen, was sie wollen. Diese erwarten jetzt natürlich von mir, dass ich sie unterstütze und dem kleinen Trotzkopf zeige, wo es langgeht. Was ich auch mit vollem Einsatz versuche. Schließlich will ich hier in der Runde nicht unangenehm auffallen als die Mama, die ihr Kind nicht im Griff hat!

Doch alle Versuche sind zum Scheitern verurteilt. Ich erkläre Niklas zum wiederholten Male, dass er bei der Brotzeit gefälligst sitzenzubleiben hat. Nix da! Er macht sich weiter zum Clown, springt herum und zieht damit natürlich alle Blicke auf sich. Einige Kinder schimpfen sogar schon mit ihm. Wollen ihm erklären, dass es so nicht geht, und seiner unfähigen Mutter einen Teil der Erziehungsarbeit abnehmen. Ebenfalls weit gefehlt. Niklas denkt nicht daran, sich wieder an den Tisch zu setzen. Was soll ich tun? Wie stehen wir denn nun vor den Kindergärtnerinnen und den anderen Kindern da?

Ich versuch es auf die „harte" Tour, packe Niklas etwas unsanft am Arm und führe ihn zurück zum Tisch. Er setzt sich aber nicht hin, sondern wirft sich auf den Boden und fängt lautstark an zu brüllen. Jetzt sind alle Blicke auf uns gerichtet.

Einige Kinder tuscheln miteinander, andere lachen Niklas ganz offensichtlich aus. Wie peinlich! Am liebsten würde ich mich in einem Mauseloch verkriechen. Die Kindergärtnerinnen geben mir zu verstehen, dass mein Sohn sich schon an gewisse Grundregeln halten muss. Ja, super! Das weiß ich doch selbst. Aber was soll ich machen? Ich kann ihn doch nicht mit Gewalt dazu zwingen.

„Na also!", denke ich mir, „hab ich es doch gleich gewusst, dass der Kindergarten noch nichts für meinen Kleinen ist! Ist doch alles nur ein einziges Desaster."

Nach und nach steigere ich mich immer mehr in meine negativen Gefühle hinein. Meine Abneigung gegen den Kindergarten wächst. Erst rückblickend wird mir klar werden, dass meine Realitätswahrnehmung – durch meinen damaligen Gemütszustand – wohl ziemlich verzerrt war. Und damit alles andere als objektiv.

Gut möglich, dass Niklas in seinem Alter vom Entwicklungsstand her tatsächlich noch nicht so weit war. Sicher ist aber: Ich selbst war noch nicht so weit. Nicht in der damaligen Lage. Nicht nach allem, was passiert war. Und noch dazu zu einem Zeitpunkt, der nun falscher nicht hätte sein können.

April 2013 – der Monat, in dem unsere Tochter zur Welt kommen sollte. Die Tochter, die nun niemals bei uns sein wird, sondern im kalten Grab ruht. Und zusätzlich zu diesem verlorenen Kind soll ich nun auch noch mein erstes Kind „hergeben". Das geht einfach nicht! Ich kann Niklas nicht loslassen. So absurd es auch sein mag, aber es fühlt sich für mich so an, als würde ich in einem Monat gleich zwei Kinder verlieren.

Und so steht am Ende des Monats mein Entschluss fest: Ich melde Niklas vom ungeliebten Kindergarten wieder ab. Mit einem großen Aufatmen – ich habe mein „Baby" wieder ganz für mich!

Was ich zu diesem Zeitpunkt noch nicht weiß: Bis zum nächsten Versuch werden eineinhalb Jahre vergehen. Viel Zeit für meinen Sohn und mich, um innerlich zu reifen und wirkliche Bereitschaft zu entwickeln.

Beim nächsten Mal wird dann alles ganz anders laufen. Niklas wird den Kindergarten lieben und auch die zahlreichen Regeln – von mir anfangs als zu hart empfunden –, die ihm Halt und Sicherheit geben. Und auch ich werde ihn letztendlich mit einem guten Gefühl zum Kindergarten bringen können und ihn mittags glücklich wieder abholen.

Alles zu seiner Zeit ...

Verrat

Als René heute Abend von der Arbeit kommt, bringt er den neuesten Klatsch und Tratsch mit: „Meine Kollegin hat erzählt, dass Charly Vater wird." „Charly?", denke ich verwirrt, „wie das denn?"

Ich weiß, dass er in der gleichen Firma wie mein Mann arbeitet. Selbst kenne ich ihn flüchtig aus meiner Schulzeit, als er in die Parallelklasse ging. Seit einiger Zeit ist er mit Mandy zusammen – eigentlich eine gute Freundin von mir, doch in den letzten Monaten herrscht ziemliche Funkstille zwischen uns. Freundschaftlich bin ich momentan sehr enttäuscht von ihr.

Kurz vor Weihnachten, also direkt nach dem Schwangerschaftsabbruch, hatte ich sie angerufen und ihr mein Herz ausgeschüttet. Ein langes Gespräch, das mir wirklich gut tat. Zu Neujahr – einen Tag vor unserem Urlaub auf Gran Canaria – haben wir dann nochmal gemailt. Sie schrieb mir, dass sie nach unserer Rückkehr gerne vorbeikommen und das Grab unserer Kleinen besuchen würde, wenn es für mich okay wäre. Und ob es das war! Dieses Versprechen bedeutete mir sogar sehr viel.

Ich wollte mit ihr zu Angel Maries Grab gehen. Ihr zeigen, dass ich eine Tochter habe, die ich liebe – auch wenn diese nicht bei uns sein kann. Und ich habe mir gewünscht, einfach von ihr in den Arm genommen zu werden. Sich persönlich zu sehen ist nach so einem Alptraum, den ich erleben musste, doch noch etwas ganz anderes, als nur zu telefonieren. Doch seit dem Urlaub sind bereits drei Monate vergangen, und wer sich nicht blicken ließ, war Mandy.

Ganz im Gegensatz zu meinen beiden anderen Freundinnen Evelin und Renate. Diese waren zur Stelle und haben mir beigestanden – so, wie ich es von einer richtigen Freundin eigentlich erwarte.

Als ich Mitte Februar einmal einen entgangenen Anruf von Mandy auf dem Display entdeckte, hatte ich schon Hoffnung, dass unser Treffen nun zustande kommen würde. Nach meinem erfolglosen Rückrufversuch schrieb ich ihr erwartungsvoll eine SMS, ob sie mich angerufen hätte, weil sie mich besuchen kommen wollte. Als Antwort kam jedoch, dass es nur um eine geschäftliche Frage ginge, die sie inzwischen schon direkt bei der Versicherung geklärt hätte. Und dass sie ein paar Tage mit ihrer Mama wegfahren wolle und im Moment psychisch extrem angeschlagen sei. Sie werde schauen, mich vor ihrer Abreise noch anzurufen, was dann aber nicht geschah.

„Moment!", denke ich plötzlich, als ich mich an den Text von damals zurückerinnere, „das ist doch die Erklärung!"

Alles ergibt jetzt einen ganz neuen Sinn. Mandy und Charly hatten damals wohl Beziehungsstress und sich kurz darauf getrennt. Und jetzt hat er schon eine Andere geschwängert. Arme Mandy! Auch wenn ich enttäuscht von ihr bin: So was habe ich ihr sicher nicht gewünscht.

Ich stehe so dermaßen auf dem Schlauch mit meiner Logik und merke es nicht einmal. Die naheliegendste Erklärung für Charlys künftige Vaterfreuden will mir einfach nicht in den Kopf gehen. Schließlich weiß ich doch von Mandy selbst, dass sie in nächster Zukunft auf keinen Fall ein Kind mit Charly haben will, da sie bereits zwei Söhne aus früheren Beziehungen hat. Außerdem hätte ich es doch mitbekommen müssen, wenn sie schwanger wäre. Wenn nicht von Mandy selbst, dann eben von Evelin, die mit uns beiden sehr eng befreundet ist.

Aber als ich genauer darüber nachdenke, dämmert mir, dass das scheinbar Unmögliche doch sein könnte. Oder besser gesagt sogar ziemlich wahrscheinlich ist. Erzählt man nicht im Kollegenkreis normalerweise erst nach den ersten drei, als besonders kritisch geltenden Monaten von einer Schwangerschaft? Außerdem hat mein Mann gehört, dass das Baby bereits im Oktober kommen soll. Es muss also damals im Februar, als Mandy und ich das letzte Mal per SMS Kontakt hatten, schon längst entstanden gewesen sein.

Das muss ich jetzt einfach wissen! Ich greife zu meinem Smartphone und schreibe Evelin eine SMS:

ist mandy schwanger?

Anschließend warte ich ungeduldig. Blicke unzählige Male auf das Display. Die Zeit scheint stillzustehen. Ich kann die Spannung kaum noch ertragen. Endlich piept mein Gerät und zeigt dadurch den Eingang einer Textnachricht an. Gebannt klicke ich auf „Öffnen" und lese:

wenn mandy es dir gesagt hat, dann wird es stimmen.

Wumm! Der sprichwörtliche Schlag ins Gesicht.

„Haha! Gesagt? Mir? ... Nein – wozu auch? Ich bin doch nur die kleine, dumme Sandra!", denke ich sarkastisch. In mir kocht die Wut hoch. Was bedeute ich Mandy überhaupt noch? Offenbar gar nichts. Zuerst bin ich ihr – nach allem, was passiert ist – nicht einmal einen klitzekleinen Besuch wert. Und das, obwohl sie nur drei Kilometer entfernt von mir wohnt. Dann muss ich auch noch hintenrum von ihrer Schwangerschaft erfahren. Ich fühle mich verraten und verkauft.

Wie konnte sie mir nur so in den Rücken fallen? Und Evelin ... dass nicht wenigstens sie mir etwas davon erzählt hat! Haben sich die beiden gegen mich verschworen? Läuft da ein Komplott gegen mich?

Ich steigere mich immer mehr in meine negativen Gefühle hinein. Das muss ich jetzt einfach loswerden, sonst platze ich! Wütend greife ich nochmals zu meinem Smartphone und tippe die Antwort an Evelin ein:

nein, mandy hat mir kein wort gesagt und du auch nicht. :-(solche „kleinigkeiten" muss ich erst von rené erfahren, und der hat es in der arbeit gehört. Bin echt sauer und enttäuscht. war das letzte mal, dass ich IHR was persönliches von mir erzählt hab!

Nach dem Abschicken atme ich erst einmal tief durch. Es dauert nicht lange, da klingelt mein Festnetztelefon. Evelin ist dran und bemüht sich, zu vermitteln. Sie erzählt mir, dass es Mandy schon seit Wochen total dreckig geht und sie sich ständig übergeben muss. Außerdem habe sie mir schon längst von ihrer Schwangerschaft erzählen wollen, aber sie, Evelin hat ihr geraten, damit noch etwas zu warten, weil ich noch so unter dem Verlust meines Babys leide. Es habe mir ja keiner noch mehr weh tun wollen. Doch nun, da sie schon im vierten Monat ist und der Bauch langsam sichtbar wird, hat Evelin Mandy gesagt, dass es nun wirklich Zeit wird, mich aufzuklären, bevor ich es zufällig mitbekomme, anstatt es von Mandy persönlich zu erfahren.

Nun – genau das ist ja jetzt passiert! Es ärgert mich, dass die beiden hinter meinem Rücken über mich geredet und beratschlagt haben, wie am besten mit mir umzugehen sei. Dadurch fühle ich mich nämlich nicht mehr wie die Freundin, mit der man einfach offen über alles quatschen kann, sondern wie der Problemfall, der einer besonderen Behandlung bedarf.

Aber mir wird auch klar, dass die beiden es nur gut gemeint haben und mich schonen wollten. Gut gemeint – schlecht gemacht. Und meine Mama hat mir doch schon in Kindheitstagen die biblische Weisheit „Der gute Wille steht fürs Werk" beigebracht.

Ich merke also, wie meine Wut Stück für Stück verraucht. Etwas verletzter Stolz ist jedoch noch übrig. Es macht mir zu schaffen, dass ausgerechnet ich als scheinbar Allerletzte von der freudigen Nachricht erfahren habe. Und mir fehlt noch Mandys „Stellungnahme" zu dem Ganzen. Die lässt allerdings nicht lange auf sich warten. Noch am selben Abend klingelt mein Telefon. „Ach, welch ein Zufall!", denke ich sarkastisch, „da hat die Buschtrommel ja wieder perfekt funktioniert."

Ich kann Mandys Unsicherheit durchs Telefon förmlich spüren, als sie etwas herumdruckst. „Du hast wohl gerade mit Evelin geredet", sage ich ihr auf den Kopf zu. „Ich? Nein. Von Evelin hab ich schon ein paar Tage nichts mehr gehört", entgegnet sie unschuldig. Das kaufe ich ihr nicht ab! Dieser Zufall erscheint mir doch etwas zu groß.

„Na? Ich hab gehört, in den letzten Wochen ist es dir ziemlich mies gegangen?", stelle ich mit leicht vorwurfsvollem Unterton fest. „Musst du dich immer noch so oft übergeben?" Mandy scheint sichtlich erleichtert zu sein, als sie antwortet: „Du weißt es schon?"

„Ja, René hat es in der Arbeit erfahren", entgegne ich schnippisch und ärgere mich über mich selbst. Falls Mandy tatsächlich so ahnungslos war, wie sie vorgibt, dann habe ich es ihr jetzt verdammt leicht gemacht. Hätte sie ruhig noch etwas zappeln sollen!

Jetzt ist es zu spät, und ich höre mir tapfer alle Einzelheiten der Geschichte an. Auch wenn einiges davon wie ein Schlag in die Magengrube ist. Nein, das Kind war von ihrer Seite aus ganz und gar nicht geplant. Es ist bei dem einen Mal ohne Verhütung entstanden. Ausgerechnet an dem Abend, an dem sie Charly gebeichtet hat, dass sie ihm seinen Kinderwunsch in nächster Zukunft nicht erfüllen könne. Die Schwangerschaft war anfangs ein totaler Schock für sie, und wenn sie nicht solches Vertrauen zu ihrem Partner hätte, dass sie das mit ihm zusammen schafft, wäre sie wahrscheinlich abtreiben gegangen. Danke für das Stichwort! Sehr sensibel.

„Wenn es dir die ganze Zeit so schlecht ist, wird es bestimmt ein Mädchen", unterbreche ich mit einer Mutmaßung kurzzeitig ihren Wortschwall. „Das habe ich mir auch schon gedacht", plappert sie munter weiter, „bei meinen beiden Jungs hatte ich das damals nicht. Außerdem hab ich mir schon immer eine Tochter gewünscht."

Mich beschleicht ein nagendes Gefühl, tief in mir. Neid. Verbittert denke ich: „Ja, ich auch! Und ich hatte sie doch schon beinahe. So kurz war ich vor dem ersehnten Ziel. Und jetzt? Jetzt hab ich nichts außer Leere und Schmerz. Und Mandy wird bald ihre Tochter im Arm halten dürfen, obwohl sie doch gar kein Kind mehr wollte. Das Leben kann so ungerecht sein!"

Aussprechen tue ich nichts von alledem. Mache mühsam gute Miene zum bösen Spiel. Ich wollte schließlich mit Mandy reden. Wollte mir alles anhören, was sie zu sagen hat. Nun muss ich auch damit klarkommen – irgendwie. Dann erfahre ich noch, dass Mandy ihren Partner auf jeden Fall vor der Geburt noch heiraten will. Am liebsten in Italien, wo sie ihren ersten gemeinsamen Urlaub verbracht haben. Im ganz kleinen Rahmen. Schön!

Nachdem ich mit Mandy ausgiebig in ihrem Liebesglück geschwelgt habe, bekomme ich nach einem „Und – wie geht es Dir?" doch noch die Gelegenheit, ihr mein Herz auszuschütten.

Wie es mir geht? Beschissen! Ich erzähle ihr von meinen ganzen Problemen. Von der Trauer über den Verlust unserer Tochter, die immer noch so übermächtig ist. Von dem Gefühl, dass mein Leben sinnlos geworden ist und ich nie wieder richtig glücklich werden kann. Von meinem Frust darüber, dass es nicht klappt mit einer Folgeschwangerschaft, in die ich alle Hoffnung auf Heilung meiner Wunden setze.

Mandy hört sich alles geduldig an. Dann versucht sie, mir ins Gewissen zu reden. Ihrer Meinung nach ist mein Versuch, so schnell wie möglich wieder schwanger zu werden, der falsche Weg. In ihren Augen versuche ich, die Leere mit Druck zu füllen, indem ich erzwingen will, dass Angel Maries Seele in einem neuen Baby zurückkommt. Dies sei ein Fehler. Ich solle ganz hindurchgehen durch den Schmerz – ohne Angst –, um alles bestmöglich verarbeiten zu können. In den Wald gehen, schreien, laufen – wonach auch immer mir sei.

Hört sich ja alles echt logisch an. Ich bin Mandy dankbar für die Tipps, die sie mir gibt, und kann mir gut vorstellen, dass sie Recht hat mir ihrer Einschätzung der Lage. Bei dem Ratschlag, den sie mir abschließend noch gibt, schalte ich jedoch innerlich auf Durchzug: meinen Kinderwunsch für drei Monate auf Eis zu legen, die Zeit für mich selbst und für andere Dinge zu nutzen, zu feiern, zu tanzen.

Das kann ich mir überhaupt nicht vorstellen! Dazu ist der Wunsch viel zu dringend, nahezu verzweifelt. Er ist das Einzige, das mich derzeit nicht völlig kaputt gehen lässt: Die Hoffnung, schnellstmöglich wieder ein Wunder unter dem Herzen zu tragen, das meinem Leben einen neuen Sinn gibt und meine Trauer transformiert. Wie kann Mandy da von mir erwarten, das einfach so zu vergessen und sogar fröhlich zu sein und die Zeit auszukosten? Das könnte ich doch gar nicht!

Meine Freundin redet sich leicht – sie hat ihr Baby ja schon im Bauch und in wenigen Monaten dann im Arm. Und sie musste zuvor keinen so schlimmen Verlust verkraften wie ich.

Trotzdem widerspreche ich ihr nicht und beschließe nur stillschweigend, diesem speziellen Rat nicht zu folgen. Ratschläge sind bekanntlich auch Schläge.

Als wir uns schließlich voneinander verabschieden, geht es mir wesentlich besser als zuvor. Nach diesem langen Telefonat fühle ich mich regelrecht befreit. Es tut gut, sich mit Mandy ausgesprochen zu haben. Außerdem habe ich mich ihr wieder richtig nahe gefühlt – so wie früher. Und nun, nachdem ich ihr „Geheimnis" kenne, hat sie ja auch keinen Grund mehr, mir aus dem Weg zu gehen. Ganz bestimmt wird sie mich jetzt bald besuchen kommen und mit mir zu Angel Marie auf den Friedhof gehen.

Wie so oft in den letzten Monaten, werde ich jedoch auch in diesem Fall feststellen müssen, dass Irren menschlich ist. Das heutige Gespräch war wohl nur ein letztes Aufbäumen unserer Freundschaft. Trotz einiger halbherziger Versuche meinerseits, den Kontakt aufrechtzuerhalten, werden unsere Wege endgültig auseinandergehen. Unaufhaltsam. In sentimentalen Momenten, in denen ich darüber traurig bin, rufe ich mir zum Trost wieder eine „Weisheit" unbekannter Herkunft aus dem Internet ins Gedächtnis:

Es kommt ein Zeitpunkt in deinem Leben, an dem du realisierst, wer dir wichtig ist, wer es nie war und wer es immer sein wird. So mach dir keine Gedanken über die Menschen aus deiner Vergangenheit, denn es gibt einen Grund, warum sie es nicht in deine Zukunft geschafft haben.

Warten auf Erlösung

Am nächsten Tag ist meine gelöste Stimmung gleich wieder beim Teufel. Das, was sich vergangenen Abend schon angedeutet hatte, ist nun zur Gewissheit geworden: Es hat wieder nicht geklappt – die Mens ist da. Und das wieder viel zu früh. Die zweite Zyklushälfte hat nicht wie üblich vierzehn Tage gedauert, sondern nur zehn. Dafür hat sich die Zeit bis zum Eisprung einundzwanzig Tage hingezogen.

Ätzend! Ich könnte heulen. Meine leise Hoffnung, zusammen mit Mandy auf den Zug der Schwangeren aufspringen zu können, ist geplatzt wie eine Seifenblase. Dabei wünsche ich mir eine neue Schwangerschaft nach dem gestrigen Telefonat mit ihr noch sehnlicher als zuvor – falls das überhaupt möglich ist.

Es ist mir egal, dass sie mir empfohlen hat, noch zu warten. Es kümmert mich nicht, wenn ich irgendwo den schlauen Spruch höre, dass ein neues Kind ein verstorbenes niemals ersetzen kann. Das ist mir schon selbst klar!

Aber ich erinnere mich auch genau an die Worte von Herrn Fischer, den ich eines kalten, trüben Abends, als ich gerade wieder einmal auf dem Weg zum Grab war, vor dem Friedhof getroffen habe. Vor vielen Jahren ist eine seiner drei Töchter tödlich verunglückt – kurz vor ihrer Erstkommunion. Ein furchtbares Drama damals in unserem kleinen Dorf. Als wir uns an jenem Abend vor dem Friedhof über den Weg liefen, erzählte Herr Fischer mir, wie froh er gewesen sei, nach diesem Schicksalsschlag nochmals eine Tochter bekommen zu haben. Sonst wäre er sehr wahrscheinlich vor die Hunde gegangen, so drückte er es aus.

„Na also", dachte ich mir damals, „er muss es doch am besten wissen!" Das kurze Gespräch bestärkte mich in der Hoffnung, eine neue Schwangerschaft könne meine Wunden ein Stück weit heilen und mich vielleicht sogar wieder glücklich sein lassen.

Ein Lied hat sich wie zufällig zu meinem treuen Begleiter in dieser Zeit des Hoffens, Bangens und verzweifelten Wartens entwickelt, ist zu einer Art Credo geworden. „When you believe" – das wunderschöne Duett zwischen Mariah Carey und Whitney Houston. Dieses Lied scheint extra für mich komponiert worden zu sein. Es spiegelt genau meine Gedanken und Gefühle wider. So oft, wenn ich mit meinem Auto fahre, läuft es im Hintergrund. Bin ich alleine unterwegs, drehe ich immer bis zum Anschlag auf und singe lautstark mit.

Many nights we prayed with no proof anyone could hear ...

Oh ja – genauso fühle ich mich! Hört meine Gebete überhaupt irgendjemand da draußen? Werden sie jemals erhört werden, oder sind sie völlig vergebens?

Und dann der Mut machende Refrain:

There can be miracles when you believe. Though hope is frail, it's hard to kill.

Who knows what miracles you can achieve. When you believe, somehow you will.

You will when you believe.

Ist es tatsächlich so einfach? Muss man wirklich nur glauben, damit letztendlich alles gut wird? Obwohl – was heißt nur? Genau das ist doch das Schwierige, wenn man allen Glauben ans Leben, an die Natur verloren hat!

Schließlich kommt der Teil des Liedes – kurz vor dem letzten Refrain –, den man wohl als Höhepunkt bezeichnen kann. Dieser Part verursacht mir regelmäßig eine Gänsehaut.

They don't always happen when you ask, and it's easy to give in to your fear.

But when you're blinded by your pain, can't see the way clear through the rain:

A small but still resilient voice says love is very near.

Wenn ich die Worte aus voller Brust mitsinge, habe ich manchmal das Gefühl, die Kraft spüren zu können, die von ihnen ausgeht. Ich hoffe so sehr, dass die beiden Sängerinnen wissen, wovon sie da singen. Dass es tatsächlich so sein wird. Nicht unbedingt dann, wenn ich darum bitte. So heißt es ja auch in dem Lied. Aber vielleicht ... ganz einfach ... ein wenig später.

Geduld jedoch gehörte leider noch nie zu meinen Stärken. Darum stelle ich mir immer wieder die gleiche Frage: Wann wird es endlich passieren? Wird es überhaupt nochmal klappen? Nein, so darf ich nicht denken! Die Vorstellung, die glücklose Schwangerschaft mit dem traumatischen Ende könnte die letzte meines Lebens gewesen sein, ist einfach zu schrecklich. René sagt doch immer, dass man negative Erfahrungen irgendwann mit positiven überschreiben soll. Und in diesem Fall ist dies sogar überaus wichtig für mich. Das spüre ich ganz deutlich.

Aber was soll ich denn noch tun? Eine neue „Bestellung beim Universum" aufzugeben, wie damals vor der Schwangerschaft mit Angel Marie, traue ich mich schon gar nicht mehr. Zu fatal war der Fehler in der anschließenden „Lieferung", von dem ich mir bis heute nicht erklären kann, wie er geschehen konnte.

Um eine neue Schwangerschaft bitte ich dennoch. Mehr als das – ich flehe. Unzählige Male. Immer und immer wieder. Am liebsten am Grab meiner Tochter. Ich zünde Kerzen an, sende stumme Stoßgebete zum Himmel, dass ihre Seele zu uns zurückkehren soll. Und falls sie dies nicht möchte, soll sie mir doch bitte trotzdem helfen, wieder schwanger zu werden. Wieder ein Kind in mir zu tragen. Ein gesundes Kind.

Mein Wunsch nach einer Tochter ist nach wie vor riesengroß – das weiß sicher auch das Universum. Wenn es also irgendwie möglich wäre, ein gesundes Mädchen zu empfangen, wäre ich überglücklich. Aber auch wenn es ein Junge sein sollte, der zu uns kommen will ... wenn die Seele unserer Tochter sich entscheiden würde, lieber in einem männlichen Körper zu leben ... egal! Hauptsache gesund! Bitte, bitte – nur ein gesundes Kind! Mehr will ich nicht.

Aber nicht nur für mich selbst bitte ich. Auch für alle Frauen, die mir in den letzten schweren Monaten ans Herz gewachsen sind – meistens übers Internet. Liebe Menschen, mit denen das Schicksal mich zusammengeführt hat und die ebenfalls mit dem Mut der Verzweiflung Monat für Monat hoffen. So sehr wünsche ich mir, dass wir eines Tages zusammen jubilieren dürfen. Und dass dieser Tag nicht mehr allzu fern ist.

Auf Angel Maries Grab habe ich einige Zeit nach der Beerdigung eine Minirose gepflanzt, die schon lange verblüht ist. Irgendwie hat sich in meinem Kopf die Vorstellung entwickelt, dass ich wieder schwanger sein werde, wenn sie wieder blüht. Bei jedem Besuch auf dem Grab schaue ich erwartungsvoll danach, doch werde immer wieder enttäuscht. Es tut sich einfach nichts – genauso wenig, wie sich eine neue Schwangerschaft einstellt. Auch für diesen Monat ist sämtliche Hoffnung vergebens gewesen, der Zyklus verloren.

Zuerst der errechnete Entbindungstermin unserer Tochter, dann Niklas' Kindergartenstart, mit dem ich nicht wirklich klarkomme, die Nachricht von Mandys Schwangerschaft, jetzt die „rote Pest" ... der April kann nur noch besser werden! Oder geht's am Ende tatsächlich noch schlimmer? In wenigen Tagen werde ich die Antwort darauf bekommen.

Geburtstagsparty

Mitte des Monats ergibt sich für mich eine unverhoffte Gelegenheit, aus meinem bedrückenden Alltagstrott raus und für ein paar Stunden unter Leute zu kommen. Laura aus dem gleichen Dorf, die früher einmal meine beste Freundin war und heute noch eine gute Bekannte ist, hatte vor ein paar Tagen Geburtstag. Eigentlich wollte ich direkt an diesem Tag kurz bei ihr vorbeigehen, ihr gratulieren und ein kleines Präsent überreichen. Stattdessen hat sie mich zu ihrem Geburtstagskaffee heute Nachmittag eingeladen.

Schön! Etwas Zerstreuung kann sicher nicht schaden, und Niklas trifft andere Kinder zum Spielen. Außerdem hat Laura mir erzählt, dass Andrea, eine von Niklas' Kindergärtnerinnen, ebenfalls da sein wird, da die beiden befreundet sind. Wäre doch toll, wenn ich sie bei dieser Gelegenheit etwas besser kennenlernen könnte.

Erwartungsfroh mache ich mich an diesem Nachmittag also mit Niklas auf den Weg zu Laura, die mit ihrer Familie nur wenige Gehminuten entfernt von uns wohnt. Es ist schon kurz vor halb vier. Darum werden wir wahrscheinlich die letzten Gäste sein, die eintrudeln. Ich habe Laura schon darauf vorbereitet, dass wir erst kommen können, wenn mein Sohn seinen Mittagsschlaf gemacht hat.

Meine Vermutung hat mich nicht getäuscht. Der Esstisch ist schon voll besetzt, und die Erwachsenen sind angeregt ins Gespräch vertieft. So bemerkt auch niemand meinen Schock, als ich die fröhliche Gesellschaft erblicke. Ach du Sch… – das gibt's doch nicht! Nur mit Mühe widerstehe ich dem ersten Reflex, sofort auf dem Absatz kehrtzumachen und fluchtartig den Raum zu verlassen. Stattdessen nähere ich mich zögernd der Gruppe und grüße befangen in die Runde. Währenddessen überschlagen sich die Gedanken in meinem Kopf.

„Hilfe, wo bin ich nur hineingeraten? Das überstehe ich nicht. Ich will hier weg – sofort!"

Doch ich kämpfe meinen Fluchtimpuls weiterhin tapfer nieder und lasse mich an dem Tisch nieder, wo die anderen etwas zusammengerückt sind. In der Hoffnung, dass niemand mitbekommt, was in mir vorgeht.

Direkt mir gegenüber sitzt Clara. Sie stammt ebenfalls aus dem Dorf und ist offensichtlich mit Laura befreundet. Ich selbst kenne sie nur flüchtig und habe sie schon ewig nicht mehr gesehen. Darum hatte ich auch keine Ahnung, dass sie schwanger war. Und vor wenigen Wochen hat sie offenbar eine kleine, süße Tochter zur Welt gebracht, die sie nun glückselig im Arm hält.

Der Anblick macht mich schier wahnsinnig! In meinem Inneren tobt es. Der Schmerz droht mich aufzufressen, mein Herz in tausend Stücke zu zerfetzen. Die Kleine ist wirklich zuckersüß – und nur wenige Wochen älter, als Angel Marie jetzt eigentlich wäre. Eigentlich sollte ich jetzt auch hier sitzen und glücklich vor mich hin strahlen!

Natürlich dreht sich auch ein Großteil der Gespräche um den neuen Erdenbürger. Viele Fragen werden gestellt, die die stolze, frischgebackene Mutter bereitwillig und mit sichtlichem Stolz beantwortet.

Ich könnte kotzen! Oder noch besser weinen. An dem Gespräch am Tisch kann ich mich so gut wie gar nicht beteiligen. Zu groß ist der innere Kampf in mir. Das Entsetzen, das mich regelrecht lähmt.

Na super! Aus meiner Hoffnung auf neue Kontakte – besonders zu Andrea, der Kindergärtnerin – wird auf diese Weise garantiert gar nichts. Wahrscheinlich erreiche ich sogar das absolute Gegenteil. Was sollen die Anderen nur von mir denken? Hier so stumm wie ein Fisch zu sitzen! Bestimmt halten sie mich für absolut langweilig. Oder eher eingebildet? Auf jeden Fall aber mache ich mich mit meinem passiven Verhalten zur absoluten Außenseiterin, ohne das Geringste dagegen tun zu können.

Jetzt stillt Clara ihr Baby auch noch am Tisch, direkt vor meiner Nase, als wäre es das Normalste der Welt. Das ist es ja auch – nur nicht für mich. Wie gerne würde ich jetzt dasselbe tun! Habe ich die Stillzeit bei Niklas doch so sehr genossen und mich schon auf eine baldige

Wiederholung dieser wunderschönen Erfahrung gefreut. Doch mir bleiben nur die Besuche auf dem Friedhof.

Ich gebe mir Mühe, Mutter und Kind nicht total geschockt anzustarren, und wende befangen den Blick ab. Um meine Fassung ist es nun endgültig geschehen. So bin ich froh, als Niklas mit den anderen Kindern im Hof spielen will und ich das als Anlass nehmen kann, um ebenfalls nach draußen zu verschwinden.

Geschafft! Hier kann ich erst mal tief durchatmen und mich von dem unerwarteten Schock erholen. Doch nicht lange. Da das Wetter inzwischen richtig schön geworden ist und die Sonne vom Himmel lacht, folgen die Anderen mir bald nach draußen und unterhalten sich angeregt weiter. Doch wenigstens kann ich ihnen hier unauffällig aus dem Weg gehen und in den Garten ausweichen, wo Niklas gerade Ball spielt. Da muss ich als gute Mutter natürlich mit von der Partie sein! Ich freue mich, dass wenigstens er Spaß mit den anderen Kindern hat, und will ihm diesen nicht verderben. Also mache ich noch einige Zeit gute Miene zum bösen Spiel, was hier draußen wenigstens leichter ist als in der Enge des Wohnzimmers.

Irgendwann jedoch beschließe ich, dass es jetzt genug ist mit dem Spießrutenlauf. Betont fröhlich verabschiede ich mich von den Anderen und bedanke mich bei Laura für die Einladung. Und dann – nichts wie weg hier!

Sobald ich mit Niklas die Partygesellschaft verlassen habe und wir die wenigen Minuten bis nach Hause gelaufen sind, ist es um meine Fassung endgültig geschehen. Die mühsam aufrecht gehaltene Fassade bricht in wenigen Augenblicken in sich zusammen. Ich kann die Tränen nicht mehr zurückhalten und weine hemmungslos. Als meine Mama, die nebenan wohnt, wenig später auf einen Sprung vorbeikommt, findet sie mich total verheult auf der Terrasse sitzend.

„Was ist denn los?", fragt sie erschrocken.

Minutenlang kann ich ihr keine Antwort geben, werde ständig von Schluchzern geschüttelt. Doch meine Mama kennt mich sehr gut und kombiniert daher scharfsinnig: „War auf der Feier jemand mit einem Baby?" Ich kann nur nicken, während ich weiter weine. Zu viel mehr bin ich heute auch nicht mehr zu gebrauchen – außer, eine Flasche Wein zu öffnen und ein großes Glas davon zu trinken.

Als die Glocken der nahen Kirche anfangen zu läuten und an den Beginn der Abendmesse erinnern, packt mich das schlechte Gewissen. Mist! Heute ist die zweite Jahresmesse für einen Bekannten aus unserem Dorf, der vorletztes Jahr viel zu früh – mit nicht einmal dreißig Jahren – gestorben ist. Ich hatte mir fest vorgenommen hinzugehen. Doch so gerne ich auch würde, ich kann einfach nicht! Nach diesem Horrornachmittag und meiner anschließenden Heulorgie, die ja noch gar nicht vorbei ist, fühle ich mich dazu wirklich nicht imstande. Ich hoffe, der Bekannte wird mir mein Fehlen verzeihen und ist damit zufrieden, dass ich von daheim aus an ihn denke.

Später am Abend hat sich zu meiner abgrundtiefen Verzweiflung noch ein weiteres Gefühl gesellt: Wut! Zwischen Tausenden von Tränen stelle ich mir immer wieder eine Frage: „Warum? Warum hat Laura das getan? Wie konnte sie mich nur ganz ohne Vorwarnung in so eine belastende Situation schlittern lassen? Hätte sie mich doch einfach direkt an ihrem Geburtstag kurz zum Gratulieren auf einen Kaffee vorbeikommen lassen, wie ich es eigentlich vorhatte! Nein, stattdessen muss sie mich so einer Stresssituation aussetzen!"

Trotz allem versuche ich aber auch, sie in Schutz zu nehmen und mir das Ganze schönzureden. „Sicher hat Laura es nur gut gemeint. Ganz bestimmt wollte sie mich nicht verletzen. Sie konnte ja nicht ahnen, dass erst vor Kurzem Angel Maries errechneter Entbindungstermin war und das Ganze darum im Moment wieder besonders schwer für mich ist", sage ich mir also. „Außerdem war ihr wohl einfach nicht klar, wie sehr die Situation beim Geburtstagskaffee mich belasten wird. Vielleicht gehört sie ja auch zu den Menschen, die der Meinung sind, dass es so langsam doch wieder gut sein müsse."

Wie dem auch sei! Wenn Laura einfach nur blauäugig war und nicht über die Konsequenzen ihrer fragwürdigen Einladung nachgedacht hat, kann ich ihr doch auch nicht wirklich böse sein. So denke ich, wenigstens halb überzeugt. Exakt bis zu dem Zeitpunkt, als mein

Smartphone spät abends noch piept und den Eingang einer SMS anzeigt. Gespannt klicke ist sie an und lese:

Hallo Sandra, danke für das tolle Geschenk! War bestimmt schwer heute Nachmittag für Dich, weil Clara und ihr Baby auch da waren. Cool, dass Du trotzdem geblieben bist. Wünsch Dir noch einen schönen Abend. Bis bald. Laura

Wie bitte? Schönen Abend – nach allem, was heute war? Lauras Zeilen sind der blanke Hohn für mich. Unbändiger Zorn kommt in mir auf.

So, so – „cool" findet sie mich also. Dass ich nicht lache! Ich wünschte, sie könnte mich jetzt hier sitzen sehen. Sich mit eigenen Augen davon überzeugen, was für ein jämmerliches Häufchen Elend ich seit dem tollen Geburtstagskaffee bin. Cool sieht definitiv anders aus!

Und das Schlimmste daran: Die SMS zeigt mir, dass Laura sich sehr wohl bewusst war, wie schwer die Situation für mich werden könnte. Für sie aber offensichtlich kein Grund, mir diese Farce zu ersparen.

Jetzt bin ich erst recht fix und fertig mit den Nerven. Ich fühle mich, als wäre ich zusammen mit meinen treuen Begleitern – Verbitterung, Schmerz, Hoffnungslosigkeit, Trauer – in einem Aufzug eingeschlossen. Die wenigen Stufen, die ich in den vergangenen Wochen mühsam nach oben gestiegen bin, rast er nun im Höllentempo in die entgegengesetzte Richtung. Reißt mich unbarmherzig mit sich. Mir bleibt nur, hilflos abzuwarten, in welcher Etage er letztendlich stehen bleibt.

Werde ich wieder ganz, ganz unten ankommen – dort, wo ich direkt nach dem Verlust unserer Tochter war? Muss ich ganz von vorne anfangen? Oder habe ich „Glück" und darf ein kleines Stückchen höher bleiben? Nur ein winzig kleines Stückchen. Als Zeichen dafür, dass die Zeit doch Wunden heilt und es langfristig tatsächlich aufwärts geht? Die Hoffnung stirbt bekanntlich zuletzt.

Hilferuf

Drei Tage lang leide ich an den „Nachwehen" des Geburtstagsnachmittags, fühle mich im Trauerprozess meilenweit zurückgeworfen. Diese Erfahrung erschreckt mich. Zeigt sie mir doch, wie labil und angreifbar ich immer noch bin. Ich will diesen wahnsinnigen, alles verzehrenden Schmerz nicht mehr spüren! Es muss doch endlich mal besser werden!

Bisher dachte ich, dass ich auf einem guten Weg dorthin sei. Gab es doch bereits Momente, die ich genießen und in denen ich sogar lachen konnte. Doch mein akuter Rückfall lässt mich sehr unsanft auf dem Boden der Tatsachen ankommen. Die scheinbare Besserung meiner emotionalen Verfassung war nur eine trügerische Sicherheit. In Wahrheit brodelt es ganz dicht unter der Oberfläche gewaltig. Ich sitze auf einem Pulverfass aus Emotionen. Und ein Funke kann ausreichen, um es zum Explodieren zu bringen

Oder übertreibe ich etwa? Im Grunde war eben in diesem speziellen Monat alles etwas zu viel. Angefangen mit dem errechneten Entbindungstermin, dann der Kindergartenstart, die Nachricht – hinterrücks – über Mandys Schwangerschaft, und schließlich noch das Baby auf der Feier. So oder so – meine Gefühle machen mir Angst und sind mehr, als ich im Moment ertragen kann. Zumindest alleine. Ich verspüre das Bedürfnis, mich jemandem anzuvertrauen.

Kurzerhand setze ich mich an den Laptop und schreibe ein Posting in dem Internetforum, in dem ich seit meiner Schwangerschaft mit Niklas aktiv bin. Leider ist dort schon seit Monaten nicht mehr viel los, viele der anfangs so zahlreichen Mitglieder sind gar nicht mehr dabei. Aber irgendjemand wird meinen verzweifelten Hilferuf schon lesen. Ich schildere ganz offen, wie es in mir aussieht: Meine Hoffnung, dass es jetzt endlich dauerhaft aufwärts geht – immer wieder zerstört durch Vorkommnisse, die mich regelrecht umhauen. Das Gefühl, meinen Optimismus, meine fröhliche Art und alles, was mich ausgemacht hat, verloren zu haben. Und die quälende Frage nach dem „Warum" – wohl das Schlimmste an der ganzen Situation.

Warum musste gerade uns so was passieren, warum unserem Kind? Was haben wir falsch gemacht? Wieso war Niklas sein Geschwisterchen nicht vergönnt? Fragen, auf die ich keine Antworten habe.

Antworten auf meinen Beitrag im Forum jedoch bekomme ich zahlreiche. Obwohl in letzter Zeit dort ziemlich „tote Hose" herrscht, sind die Anderen nun zur Stelle und stehen mir in meinen dunklen Stunden bei. Es tut gut, ihre tröstenden Worte zu lesen.

Ich hätte gar nichts falsch gemacht, versichern sie mir, und es gäbe auf das Warum ganz einfach keine Antwort. Es sei völlig normal, dass es nach so kurzer Zeit noch nicht bergauf gehen könne, schreibt eine andere. Mehrfach bekomme ich auch den Rat, mir professionelle Hilfe zu suchen, weil ich alleine nicht damit zurechtkäme. Das macht mich nachdenklich. Haben die Frauen vielleicht Recht? Bisher habe ich mich noch erfolgreich vor einer Therapie gedrückt. Hatte immer das Gefühl, dass das einfach nicht „meines" sei. Ich bin doch nicht verrückt! Was sollte ein Therapeut, der selbst niemals in so einer furchtbaren Lage war und diese darum auch gar nicht wirklich nachvollziehen kann, mir schon sagen können? Welche Tipps sollte er mir geben, die ich mir nicht selbst zusammenreimen könnte? Schließlich habe ich schon zahlreiche „positive Bücher" gelesen und auch entsprechende Seminare besucht. Manche Leute sagen gar, wenn man bei einem „Psycho-Doc" in Behandlung war, sei man hinterher noch durchgeknallter als zuvor – eine Bestätigung mehr für meine bisherige Entscheidung, um Psychologen einen großen Bogen zu machen.

Aber vielleicht habe ich mich ja getäuscht? Vielleicht bin ich doch schwächer, als ich dachte, komme wirklich nicht alleine mit dem Erlebten klar? Eines jedenfalls ist mir in den letzten Tagen bewusst geworden: So kann es nicht weitergehen! Die Dinge einfach laufen zu lassen ist keine Lösung. Von alleine wird es wohl nicht besser werden. Ich befinde mich auf einem dünnen Drahtseil, das durch die kleinste Erschütterung reißen kann. Jederzeit.

Irgendetwas muss passieren. Nur was? Wer kann mir helfen, mich herausholen aus meinem tiefen Loch? Ich grüble und grüble. Und mit einem Mal hab ich sie: Die hoffentlich rettende Idee!

Die Session

Ein blasser Hoffnungsschimmer hat sich aufgetan am pechschwarzen Himmel. Mir ist klar, dass viele Leute mich wohl für total durchgeknallt halten würden – was ich nach dem Erlebten wahrscheinlich auch bin – wegen dem, was ich jetzt vorhabe. Aber das ist mir egal. Ich bin zu allen Schandtaten bereit, wenn danach die Aussicht besteht, dass es mir wenigstens ein klein wenig besser gehen könnte.

Außerdem habe ich „es" früher schon oft gemacht. Bei Manu, die sich gern mit „Übersinnlichem" beschäftigt. Regelmäßig habe ich mir von ihr die Karten legen lassen, war stellenweise beinahe süchtig danach. (Gerne würde ich sehen, wie viele Leser in diesem Moment mitleidig mit dem Kopf schütteln.) Meistens ging es dabei um „Liebesdinge". Aber auch über die berufliche oder gesundheitliche Situation gaben die Tarotkarten bereitwillig Auskunft. Und ich empfand es beinahe als unheimlich, wie oft sie tatsächlich Recht behielten. Auch bei Voraussagen, bei denen ich während der Legung spontan dachte: „So ein Quatsch, das kann doch gar nicht sein!"

Irgendwann wurde der Kontakt mit Manu aber immer weniger, bis schließlich eine Zeit lang komplette Funkstille herrschte. Seitdem schwiegen auch die Karten. Bis mich eines Tages eine Freundin fragte, ob ich nicht einmal mit ihr zur „Wahrsagerin ihres Vertrauens" gehen wolle, der sie ungefähr einmal jährlich einen Besuch abstattete. Neugierig war ich schon, darum sagte ich spontan zu. Was mir die geschäftstüchtige Dame für mein sauer verdientes Geld prophezeite, gefiel mir allerdings ganz und gar nicht: Die Aussichten auf eine glückliche Beziehung und damit auch die Erfüllung meines dringenden Kinderwunsches seien in den nächsten Jahren mehr als düster.

Nach dem entmutigenden Gespräch war ich nahezu verzweifelt und musste anschließend stundenlang darüber nachgrübeln. Schließlich kam ich zu einem Entschluss: „Pfeif' auf sämtliche Voraussagen! Ab jetzt ist Schluss mit der Kartenlegerei oder sonstigem Esoterikkram! In Zukunft werde ich nur noch leben und meine Entscheidungen aus dem Bauch heraus treffen." Ja – das fühlte sich gut an.

Ich habe in den letzten Jahren also ganz gut ohne den Rat der Karten gelebt. Nun aber, in meiner verzweifelten Situation, habe ich beschlossen, rückfällig zu werden. Zu belastend sind all die Fragen, die mich seit dem Abbruch quälen. Mich immerzu verfolgen und mir einfach keine Ruhe lassen. Ich brauche Antworten, damit ich nicht wahnsinnig werde.

Manu vertraue ich und ihre Vorhersagen haben in der Vergangenheit wenigstens immer gestimmt. Was spricht also dagegen, es zu versuchen? Kurzerhand bitte ich meine einstige Freundin um Hilfe, wozu sie sich auch gerne bereit erklärt. Schon wenige Tage später kann ich zu ihr in die nahegelegene Stadt kommen. Aufgeregt betrete ich die mir vertrauten vier Wände, in denen ich schon viele Stunden verbracht habe. Vom heutigen Besuch hängt sehr viel für mich ab. Hoffe ich doch auf etwas Linderung meiner Seelenqualen.

Nachdem ich Manu mein Problem geschildert habe, rechne ich fest damit, dass sie gleich ihre Karten zücken wird. Doch sie überrascht mich. „Dann frage sie doch einfach alles, was Du wissen willst", fordert sie mich lächelnd auf.

Was? Habe ich da eben richtig gehört? Wie soll das denn bitte gehen? Ich kann doch so etwas gar nicht – oder etwa doch? Als hätte sie meine sich überschlagenden Gedanken gelesen, erklärt Manu: „Mach die Augen zu und stell dir dein Mädchen vor. Und dann fragst du sie der Reihe nach alles, was dich beschäftigt."

Folgsam schließe ich die Augen. Ich nehme mir einige Augenblicke Zeit, um mich zu sammeln, während ich tief ein- und ausatme. Dann versuche ich, mir Angel Maries Anblick wieder ins Gedächtnis zu rufen. Wie hat ihr kleiner, zerbrechlicher Körper ausgesehen, als ich ihn nach der Geburt im Arm hielt? Es scheint schon so weit entfernt zu sein – beinahe wie die Erinnerung an ein anderes Leben. Doch schließlich schaffe ich es einigermaßen, mir meine Kleine vorzustellen.

„Ja, ich hab's", teile ich Manu mit. „Dann stell jetzt deine Fragen", fordert sie mich auf, „und ich werde parallel dazu – quasi als Gegenprobe – das Gleiche fragen."

„Als Erstes möchte ich wissen, ob es Angel Marie gut geht dort, wo sie jetzt ist."

Eine Zeit lang horche ich in mich hinein. Keine Ahnung, ob es nur Wunschdenken ist, aber die Antwort, die ich zu empfangen meine, ist ein klares „Ja". Dies bestätigt auch Manu, die dieselbe Antwort bekommen hat.

„War die Entscheidung zum Abbruch in ihrem Sinne?", will ich als Nächstes wissen. Die Antwort darauf lautet wieder „ja". Manu führt noch etwas genauer aus: „Etwas anderes hätte doch gar nicht zur Debatte gestanden. Ihr war von Anfang an klar, dass du dich so entscheiden würdest."

Wirklich? Das wäre ja zu schön, um wahr zu sein! Würde es doch bedeuten, dass ich alles richtig gemacht habe. Ich will jedoch auf Nummer sicher gehen und als Gegenprobe noch wissen, wie es Angel Marie mit der Fortführung der Schwangerschaft gegangen wäre. Vor meinem inneren Auge erscheint das Bild eines Babys, das im Dunklen hilflos in meinem Bauch herumzappelt. Die Emotionen bei dieser Vorstellung sind sehr negativ.

„Sie hätte sich alleine gefühlt und wahnsinnige Angst gehabt", schildere ich das, was ich empfange. Das passt auch genau zu dem, was ich empfunden habe, als ich nach der hoffnungslosen Prognose über einen Schwangerschaftsabbruch nachdachte. Jedes Mal, wenn ich mir vorstellte, nichts zu unternehmen und einfach nur abzuwarten, hat es sich furchtbar falsch angefühlt. Vielleicht war es tatsächlich so, dass Angel Marie mir die richtige Wahl – ihren Willen – damals übermittelt hat. Man hört doch immer wieder von der besonderen Verbindung zwischen Mutter und ungeborenem Kind.

Als Nächstes stelle ich die Frage, die mich und viele andere „Sterneneltern" wohl am meisten von allen beschäftigt. Warum wir? Warum unser Kind? Wozu das Ganze? Sollten wir bestraft werden für irgendetwas? Oder geprüft? Wieso war das Schicksal nur so grausam, hat unserem Kind keine Chance gelassen? Hätten wir es irgendwie verhindern können oder war alles schon längst vorherbestimmt? Sollte es einfach so sein?

„Warum hat Angel Maries Seele sich ausgerechnet in einem nicht lebensfähigen Körper inkarniert? Was war ihre Aufgabe? Worum ging es in ihrem kurzen Dasein?"

Schwerwiegende Fragen, auf die ich als Antwort ein einziges Wort erhalte: „Liebe." Nachdem ich es laut ausgesprochen habe, ergänzt Manu: „Ihre Seele war in einem vorigen Leben schon einmal mit dir zusammen und hat zu wenig Liebe bekommen. Diese Liebe wollte sie nun spüren."

Sofort überzieht eine Gänsehaut meinen ganzen Körper. Ich denke an die Minuten vor dem „Fetozid" zurück – vor der „Todesspritze" im Mutterleib. Über die Nabelschnur war unserer Tochter Kaliumchlorid verabreicht worden, welches innerhalb von Sekundenbruchteilen das Herz zum Stillstand gebracht hat, bevor dann die Geburt eingeleitet wurde.

Obwohl es mir damals seltsam, wenn nicht sogar irgendwie abartig vorgekommen war: Ich musste einfach alles auf dem großen Bildschirm an der Wand live mitverfolgen. Die Oberärztin war wie selbstverständlich davon ausgegangen, dass ich das nicht sehen wolle. Doch weit gefehlt! Ich konnte unsere Kleine nicht im Stich lassen in den letzten Minuten ihres Lebens. So schwer es auch für mich selbst war: Es ging nicht um mich, sondern um sie. Ich wollte ihr beistehen, sie begleiten bis zur allerletzten Sekunde. Das war ich ihr als Mutter doch schuldig! Während des Eingriffs habe ich darum ohne Unterlass mit Angel Marie gesprochen. Nur in Gedanken, weil es niemanden sonst etwas anging.

Ich sagte ihr, dass sie keine Angst haben müsse, weil ich bei ihr sei. Dass sie bestimmt keine Schmerzen haben würde und es gleich vorbei sei. Ich bat sie um Verzeihung und Verständnis für unsere Entscheidung. Und immer und immer wieder habe ich ihr versichert, wie sehr ich sie liebe. Mehr noch als das: Ganz bewusst gab ich unserer Tochter nochmals meine ganze Liebe mit auf ihren Weg, überflutete sie förmlich damit. Ich strengte mich so sehr an, damit die letzten Gefühle, die sie von mir übermittelt bekam, nicht Angst und Schmerz, sondern Liebe waren.

Und jetzt, Monate später, erfahre ich, dass es angeblich genau das gewesen sei, was sie mit ihrem kurzen Leben erreichen wollte ... Das wäre ja einfach ... unbeschreiblich.

„Viel zu einfach!", meldet sich die Skeptikerin in mir zu Wort. „Und seit wann kannst du denn eigentlich mit Toten kommunizieren?"

Andererseits – es geht hier schließlich um meine Tochter. Warum sollte sie nicht mit mir in Verbindung treten, wenn sie mitbekommt, wie schlecht es mir geht und dass ich dringend ein paar Antworten von ihr brauche? Außerdem hat Manu doch auch die Aussage mit der Liebe bekommen. Und sie würde sich sicher nicht irgendetwas aus den Fingern saugen, nur damit es mir besser geht. Oder? Nein, ich glaube nicht.

Außerdem ist da noch was anderes: Als ich das von der Seele hörte, die entgangene Liebe „nachholen" wollte, hatte ich einen Geistesblitz. Sofort fiel mir jemand ein, auf den diese Beschreibung ganz genau passte.

„Ich glaub, ich weiß, wer die Person ist", sage ich aufgeregt zu Manu. „Dann frag doch mal, ob deine Vermutung richtig ist", ermutigt sie mich.

Ich stelle die Frage und warte. „Mhm, ... ich bin mir nicht sicher", antworte ich nach einiger Zeit. Vielleicht übersteigt es ja ganz einfach meine Vorstellungskraft, dass in meinem kleinen, zarten Baby die Seele eines wesentlich älteren Menschen gesteckt haben soll.

„Kannst du dir denjenigen vorstellen?", will Manu wissen.

Ich konzentriere mich. Rufe mir das einst vertraute Gesicht, das ich schon jahrelang nicht mehr gesehen habe, ins Gedächtnis.

„Ja, ich hab die Person vor mir. Sie sieht traurig aus."

Mein Herz krampft sich zusammen. Eine große Traurigkeit überkommt mich. Trauer über die vielen ungenutzten Jahre, die verpassten Gelegenheiten, die nicht ausgelebten Gefühle.

„Kannst du demjenigen sagen, dass du ihn liebst?", fragt Manu mich.

Ja, das kann ich. Es fühlt sich richtig und ehrlich an.

„Ich liebe dich!", formuliere ich in Gedanken. Und dann sehe ich die Person lächeln, während mich ein Gefühl des Friedens überkommt. In diesem einen Moment bin ich im Reinen mit mir selbst und meiner Vergangenheit. Ich habe das Gefühl, dass alles so, wie es war, okay ist – und die Hoffnung, dass es in Zukunft sogar irgendwann auch wieder gut werden könnte.

Für mich ist unsere „Session" darum ein voller Erfolg. Ich habe die Antworten bekommen, die ich so dringend für meinen Seelenfrieden benötige. Eigentlich habe ich genug „gehört".

Doch Manu kommt plötzlich noch mit einer Frage um die Ecke, der ich einfach nicht widerstehen kann: „Frag die Seele doch mal, wann sie sich wieder bei dir inkarnieren will!"

Oh – jetzt wird's ja unverhofft nochmal richtig interessant!

Ich tue, wie mir geheißen und stelle im Geist diese letzte, ultimative Frage. Wohl wissend, dass ich gerade hier sehr aufpassen muss, mich nicht meinem Wunschdenken hinzugeben. Denn für mich selbst hätte ich die Antwort nach dem Zeitpunkt einer Folgeschwangerschaft sofort parat: Natürlich jetzt! Keinen Tag länger will ich darauf warten! Aber davon darf ich mich nicht beeinflussen lassen. Darum gebe ich mir besondere Mühe, nichts in meine Frage hineinzuinterpretieren und nicht selbst zu antworten, sondern wirklich auf Angel Marie zu „hören".

Ich lausche aufmerksam, warte ab. Doch nichts passiert. Nicht den Hauch einer Antwort erhalte ich auf meine Frage. Eigentlich wundere ich mich aber nicht wirklich darüber. Wenn es der Seele tatsächlich nur darum ging, meine Liebe zu spüren, und sie dieses Ziel mit ihrem vergangenen Leben erreicht hatte – welchen Grund sollte sie also haben, nochmal zu uns zurückzukommen? Außer vielleicht den, dass ich mir nichts sehnlicher wünsche.

„Ich krieg keine Antwort", teile ich Manu mit, woraufhin sie mit einem geheimnisvollen Lächeln sagt: „Ich schon! Im Juni." „Im Juni?", wiederhole ich, leicht ungläubig. „Ja", versichert sie mir und fährt beinahe entschuldigend fort: „Wir haben doch schon April. Also nur noch zwei Monate."

Mhm. Ich bin skeptisch. Wenn ich richtig gerechnet habe, werde ich im Juni gar keinen Eisprung haben – bei meinem verkorksten Zyklus mit der ewiglangen ersten Phase, den ich seit der stillen Geburt plötzlich habe.

Manu rudert auch selbst gleich ein wenig zurück und erklärt mir: „Mit solchen Zeitprognosen sollte man aber immer etwas vorsichtig sein, weil sich bei der Interpretation leicht Fehler einschleichen können."

Oh ja – das glaube ich ihr aufs Wort! Zu gut erinnere ich mich nämlich an damals, vor knapp sieben Jahren. Nachdem mein Freund mich verlassen hatte, war ich total am Ende und hoffte verzweifelt, dass er wieder zu mir zurückkehrt. Manu bekam damals aus der „geistigen Welt" die Auskunft, dass es sieben Wochen dauern würde, bis wir wieder ein Liebespaar wären. Eine schier endlos lange Zeit, die ich tapfer durchstand in der Hoffnung, ihn anschließend wiederzuhaben. Die Realität sah dann jedoch so aus, dass wir überhaupt nicht mehr zusammenkamen – zumindest führten wir keine Beziehung mehr …

Auf die Voraussage einer neuen Schwangerschaft will ich daher nicht zu viel geben. Zu groß ist meine Angst, wieder total abzustürzen, wenn sie nicht zu diesem Zeitpunkt eintreffen sollte. Aber über die sonstigen Antworten in unserer heutigen Session bin ich sehr glücklich – vor allem, weil wir beide unabhängig voneinander die gleichen bekommen haben.

Bleibt also zu hoffen, dass es keine Einbildung war, sondern tatsächlich ein Kontakt mit meiner Engelstochter. Ganz sicher bin ich mir natürlich nicht. Aber ich will fest daran glauben. Und spüre, wie gut mir dieses neue „Wissen" tut.

So gut wie an diesem Abend habe ich mich schon sehr lange nicht mehr gefühlt. Zwar rechne ich damit, dass dies kein Dauerzustand sein und es bestimmt auch wieder emotionale Rückschläge geben wird. Aber im jetzigen Augenblick bin ich im Reinen mit mir und meinem Schicksal. Und diesen Gemütszustand will ich ganz tief in mir „konservieren", um mich an schlechten Tagen wieder daran erinnern zu können.

In gelöster Stimmung fahre ich nach Hause und freue mich schon darauf, meinem Mann von dem heutigen, für mich so bedeutsamen Erlebnis zu erzählen.

Geburtstagswochenende

In diesem Jahr fällt der Geburtstag meines Mannes auf einen sogenannten „Brückentag". Er hat sich freigenommen, und wir wollten eigentlich wie üblich einen entspannten Tag in der Therme verbringen, wo man als Geburtstagskind freien Eintritt hat. Dann haben jedoch seine Eltern aus Thüringen ihren Besuch angekündigt.

Etwas schade finde ich es ja schon, dass unser Thermenbesuch nun ausfällt. Ein wenig erholsame Zeit zu zweit hätten wir gut gebrauchen können. Aber für die Verwandtschaft muss man eben Opfer bringen. Schließlich sehen wir die beiden aufgrund der großen Entfernung leider nur recht selten. Also ist statt Schwitzen in der Sauna nun Schwitzen beim Großputz angesagt, bis das ganze Haus glänzt.

Bedauerlicherweise haben meine Schwiegereltern wie schon öfter Pech und erwischen richtiges Schmuddelwetter bei ihrem Besuch. Ausgedehnte Spaziergänge oder Zeit im Garten fallen deswegen im wahrsten Sinne des Wortes ins Wasser. Wir machen das Beste daraus, weil wir sowieso keine andere Wahl haben.

Abends vertreiben René und ich uns die Zeit mit seinem Vater bei einer Skatrunde, während seine Mutter sich auf der Couch neben uns etwas ausruht. Als es schließlich Mitternacht ist, hole ich eine Flasche Sekt aus dem Kühlschrank, und wir stoßen auf das Geburtstagskind an. Ich hoffe von Herzen, dass ein glücklicheres neues Lebensjahr vor ihm liegt als das vergangene.

Am nächsten Morgen hätte ich meinem Mann zum Geburtstag so gerne eine freudige Botschaft überbracht. Doch der Schwangerschaftsfrühtest bleibt blütenweiß. Wie jedes Mal. Einige Stunden später bekomme ich zur Krönung noch meine Periode. Wieder einmal viel zu früh, nur zehn Tage nach dem Eisprung. Dazu das Regenwetter draußen. Mir ist zum Heulen zumute.

René spürt meine miese Stimmung und überredet mich zu einem Tischtennismatch, während seine Eltern mit Niklas spielen. Sicher hofft er, mich damit auf andere Gedanken bringen zu können. Lustlos trotte ich hinauf in Obergeschoss in unser „Tischtenniszimmer". Noch immer versetzt es mir einen Stich, diesen Raum zu betreten. Hätte hier doch unsere Tochter wohnen sollen. Doch dazu kam es ja nie. Das Zimmer ist immer noch weitgehend im Rohzustand. Die große Tischtennisplatte füllt es beinahe ganz aus.

Wie immer habe ich keine Chance gegen meinen Mann, der um Klassen besser spielt als ich. Aber darauf kommt's bei meiner Laune auch nicht mehr an. Wieder einmal erscheint mir alles trostlos. Und dabei habe ich mir doch gewünscht, dass mein Mann einen schönen Geburtstag hat.

„Was ist denn los mit dir?", will René nach einiger Zeit wissen. „Ich hab heut meine Tage gekriegt", antworte ich und kämpfe mit den Tränen. „Mach dich doch nicht so verrückt", will er mich trösten, „irgendwann wird es schon klappen!"

Irgendwann. Toll. Ich habe es satt zu warten. Außerdem schwindet mit jedem verkorksten Zyklus meine Hoffnung, überhaupt jemals wieder schwanger zu werden. Warum nur funktioniert mein Körper nach der stillen Geburt nicht mehr richtig? Wurde durch den gewaltsamen Abbruch irgendetwas kaputt gemacht? Oder hat meine Seele solchen Schaden genommen, dass sie eine weitere Schwangerschaft verhindert? Fragen, auf die ich einfach keine Antworten bekomme.

Am nächsten Tag reisen meine Schwiegereltern auch schon wieder ab. Zuvor steht jedoch noch etwas an, das mir sehr wichtig ist: Ich will mit ihnen zusammen Angel Marie auf dem Friedhof besuchen. Lange habe ich es vor mir hergeschoben, das Thema anzusprechen. Zu groß war meine Angst, meine Schwiegermutter könnte ablehnen.

Als wir nämlich vor einigen Wochen bei ihnen in Thüringen zu Besuch waren – das erste Mal nach meiner glücklosen Schwangerschaft –, hatte ich angeboten, Fotos ihrer Enkeltochter zu zeigen. Sie wollte die Bilder jedoch nicht sehen mit der Begründung, dass sie das nicht anschauen könne, weil das ganze Thema sie immer noch zu sehr mitnehme. Obwohl ich damals etwas enttäuscht war, konnte ich es auch irgendwie verstehen. Ich selbst habe mir die Fotos schon oft angesehen – trotzdem fällt es mir immer noch schwer und ich muss oft weinen dabei.

Was aber, wenn meine Schwiegermutter jetzt auch nicht mit auf den Friedhof kommen will, weil sie das ebenfalls nicht packt? Das wäre wohl ein herber Schlag für mich.

Meine Sorge ist unbegründet. Schwiegermama stimmt sofort zu. Also trotten wir wenig später alle durch den strömenden Regen in Richtung Friedhof. Als ich sie am Grab beobachte, bin ich richtig gerührt. Liebevoll verteilt sie Weihwasser über den Blumen und dem Grabschmuck. Es kommt mir vor, als halte sie Zwiesprache mit Angel Marie. Mir schießt der Gedanke durch den Kopf, dass sie unsere Tochter vielleicht ebenfalls um eine Folgeschwangerschaft bittet, wie ich selbst es schon tausendfach getan habe. Eine schöne Vorstellung.

Ob Renés Mutter ahnt, wie sehr ich mir wünsche, wieder schwanger zu sein? Es sieht ganz so aus. Denn als wir uns nach dem Friedhofsbesuch draußen im Hof voneinander verabschieden, drückt sie mich fest an sich und sagt: „... und setz dich nicht so unter Druck! Sonst blockierst du dich nur selbst. Das wird schon."

Ich hoffe so sehr, dass sie Recht behält. Als mein Mann und ich seinen Eltern nachwinken, während ihr Auto losfährt, nehme ich mir fest vor: Wenn wir uns das nächste Mal sehen, dann werde ich wieder schwanger sein!

An diesem Abend passt meine Mama auf Niklas auf. René und ich wollen ins nahe Festzelt gehen, wo eine Fete steigt. Wirkliche Lust habe ich im Moment zwar nicht. Aber wenn in unserem Dorf schon einmal etwas geboten ist, wollten wir wenigstens vorbeischauen – und das ziehen wir jetzt auch durch.

Im Partyzelt angekommen, fühlen wir uns jedoch absolut deplatziert. Es ist nur wenig los, und die meisten Leute sind wesentlich jünger als wir. Vom angekündigten Radio-DJ ist nichts zu sehen.

Aber nachdem wir nun schon mal hier sind, können wir uns genauso gut einige Drinks genehmigen.

Mit steigendem Alkoholkonsum fällt meine Stimmung ins Bodenlose. Was zum Teufel mache ich eigentlich hier? Habe ich etwa irgendeinen Grund zu feiern? Trauer, Frust und Verbitterung kommen mit voller Macht wieder hoch. Mitten im Zelt, vor allen Leuten, laufen mir die Tränen übers Gesicht. Ich vermisse unsere Tochter so sehr! Wird dieser Schmerz denn nie aufhören?

Mein Mann und ich beschließen einstimmig, dass wir genug haben. Nach nicht einmal zwei Stunden sind wir wieder zu Hause.

Dem Glück auf die Sprünge helfen

Einige Tage später kommt die Tochter eines langjährigen Kunden bei mir vorbei. Sie hat ein Anliegen bezüglich einer Autoversicherung. Doch die junge Frau ist nicht alleine, sondern hat ihr wenige Wochen altes Baby im Schlepptau.

Eine Ausnahmesituation für mich? Heute komischerweise nicht. Es tut mir nicht weh, den kleinen Mann zu sehen. Doch dann muss seine Mutter kurz ins Auto, um etwas zu holen. Sie bittet mich spontan, derweil ihr Baby zu halten. Bevor ich's mich versehe, hat sie es mir schon in den Arm gedrückt und den Raum verlassen.

Wow! Was für ein tolles Gefühl. In diesem Moment spüre ich keine Trauer über meinen eigenen Verlust. Es ist einfach wunderschön, dieses bezaubernde Wesen im Arm zu halten. Ich betrachte den Kleinen ganz genau. Atme seinen süßen Duft ein. Einen Geruch, den ich beinahe schon vergessen hätte – so herrlich nach Baby.

Ich fasse einen Entschluss: Egal, wie lange es dauern wird und wie viele Enttäuschungen ich in der Zwischenzeit noch erleben muss. Trotz aller Angst davor, dass wieder etwas schiefgehen könnte. Aufgeben kommt nicht in Frage! Ich werde nicht eher ruhen, bis ich auch noch einmal so ein Wunder in den Armen halten darf. Mein Wunder.

Künftig will ich aber nichts mehr dem Zufall überlassen. Mein verkorkster Zyklus hat mich lange genug geärgert. Ich werde in Zukunft versuchen etwas nachzuhelfen.

Von einer Bekannten habe ich den Tipp bekommen, das pflanzliche Mittel Mönchspfeffer zu nehmen, damit sich alles besser einspielt. Außerdem gibt es homöopathische Tropfen namens „Corpus luteum D6", die die zweite Zyklushälfte stärken können. Kurzerhand bestelle ich mir beides im Internet.

Außerdem habe ich mir vorgenommen, künftig mit meinem Alkoholkonsum zurückhaltender zu sein – zumindest immer nach dem

Eisprung. Mir ist bewusst, dass ich es nach der stillen Geburt damit öfter übertrieben habe. Alkohol ist aber ganz bestimmt nicht förderlich für die Einnistung einer befruchteten Eizelle. Also ist in Zukunft in der zweiten Zyklushälfte Mäßigung angesagt.

Es wäre doch gelacht, wenn ich es nicht hinbekommen, mit diesen „Maßnahmen" endlich wieder schwanger zu werden!

Urlaubszeit

In der letzten Juniwoche ist es endlich so weit: René hat Sommerurlaub. Es ist eine lange Durststrecke seit unserem Urlaub auf Gran Canaria Anfang Januar gewesen. Eigentlich hätten in der Zwischenzeit ja noch zwei Monate Elternzeit liegen sollen. Doch – kein Baby, keine Elternzeit.

Umso mehr freuen wir uns jetzt auf zwei gemeinsame Wochen. Die erste verbringen wir daheim. Leider spielt das Wetter nicht mit. Es ist unbeständig und für die Jahreszeit eindeutig zu kühl. Passt also ganz wunderbar zu diesem Jahr, in dem es noch nicht viele gute Tage für uns gab. Wir machen das Beste daraus, worin wir inzwischen ja schon bestens geübt sind.

Anfang der Woche gehen wir ein wenig shoppen, Mittwochabend wird etwas „gekuschelt" und am Donnerstag gönnen wir uns einen Besuch in der Sauna, während Niklas bei seiner Oma ist. Am Freitag machen Vater und Sohn einen ihrer begehrten Bahntage. Ich bleibe daheim und packe in der Zwischenzeit die Koffer für unseren Urlaub.

Später am Abend will ich meinen Mann eigentlich nochmals verführen. Schließlich hat Manu gesagt, dass die Seele von Angel Marie sich im Juni wieder bei mir inkarnieren will – und der Juni ist fast vorbei. Aber ehrlich gesagt glaube ich nicht wirklich daran. Bisher ist noch kein Eisprung in Sicht. Und auch, wenn er in den nächsten Tagen noch kommen sollte: Ich weiß, dass ich in diesem Monat meinen Vorsatz mit dem Alkoholverzicht nicht halten werde. Nicht am Ballermann. Kommt ja überhaupt nicht in Frage!

Die Seele hatte nun schon monatelang Zeit und ist trotz allen Flehens nicht zurückgekommen. Also werde ich den Teufel tun und auf Mallorca abstinent leben, was höchstwahrscheinlich auch noch völlig umsonst wäre. Nein! Diese Woche „leichtes Leben" auf meiner Lieblingsinsel habe ich mir nach allem Horror der vergangenen Monate doch wirklich verdient. Und die gönne ich mir jetzt auch!

Schließlich hat die Natur für solche Fälle extra das „Alles-oder-nichts-Prinzip" in den ersten zwei Wochen nach der Zeugung eingeführt. Sollte jetzt also tatsächlich eine Eizelle befruchtet und durch anschließenden Alkoholkonsum geschädigt werden, würde diese einfach mit der nächsten Periode wieder abgehen und ich niemals etwas davon erfahren. Damit kann ich leben. Was man nicht weiß, macht einen bekanntlich nicht heiß.

Ich gehe fest davon aus, dass meine Eizelle diesen Monat – falls überhaupt – wegen der exzessiven Ballermann-Woche vergeblich springen wird. Darum macht es mir auch nichts aus, dass René an diesem Abend recht früh auf der Couch einschläft und wir doch nicht mehr zueinanderfinden.

Der kommende Samstag wird recht turbulent. Der übliche Vorurlaubsstress eben: Schnell noch zum Einkaufen huschen, Koffer fertigpacken, Reisedokumente vervollständigen, Email-Abwesenheitsassistent einrichten, Anrufbeantworter neu besprechen ...

Abends kommen meine Eltern wie üblich auf ein Abschiedsbier vorbei. Eigentlich wollte mein Mann auch noch mit Niklas in die Badewanne. Dazu fehlt aber im ganzen Trubel die Zeit, und so hüpfen die beiden nur schnell gemeinsam unter die Dusche. Zu später Stunde kommen René und ich dann doch noch dazu, eine Runde zu „kuscheln".

Als ich anschließend auf der Toilette den täglichen Ovulationstest mache, ist dieser deutlich positiv. Mein Eisprung soll also laut Anleitung innerhalb der nächsten 24 Stunden stattfinden. Und wenn schon – diesen Zyklus habe ich ohnehin abgehakt. Jetzt werde ich einfach ohne Reue unseren Urlaub genießen.

Am nächsten Tag nach dem Frühstück machen wir uns auf Richtung Zwischenstation zum Flughafen. Wir haben ein „Park, sleep & fly"-Angebot am Bodensee gebucht. Nach dem Einchecken im Hotel schlendern wir gemütlich hinunter zum See und essen in einem Biergarten. Daheim war das Wetter heute Morgen noch ziemlich bescheiden. Doch hier reißt es der Himmel nun langsam auf und die Sonne kommt mit kräftigen Strahlen durch die Wolken. Wie schön! Das tut richtig gut nach dem Schmuddelwetter der vergangenen Tage. Und ist ein schöner Vorgeschmack auf den bevorstehenden Urlaub.

Wir genießen den Nachmittag und Abend am See. Meine beiden Männer gehen früh ins Bett und ich noch kurz in die hoteleigene Sauna. Das Schwitzen entspannt mich immer und lässt mich herunterkommen. Genau richtig also gegen Reisefieber. Als ich gemütlich alleine in der kleinen Kabine liege, spüre ich plötzlich ein kurzes Stechen seitlich im Bauch.

„Eisprung?", schießt es mir spontan durch den Kopf. Es wäre nicht das erste Mal, dass ich diesen spüre. Und würde auch zur Vorhersage von Manu passen. Quasi auf den letzten Drücker, knapp drei Stunden vor Ende des Monats Juni. Nur wird eine möglicherweise befruchtete Eizelle dieses Mal sehr geringe Chancen haben, sich erfolgreich bei mir einzunisten.

Also muss die Seele sich wohl noch etwas gedulden, um zu uns zurückzukommen.

Reif für „die Mutter aller Inseln"

Wir sind wieder da. Am Strand von Mallorca, wie jedes Jahr ... Wow. Wer hätte das vor einigen Monaten noch gedacht? Ich hatte mich schon fest an den Gedanken gewöhnt, nun mit „Malle" zu pausieren. Weil ich doch eigentlich etwas viel Wichtigeres zu tun gehabt hätte. Doch: Erstens kommt es anders, und zweitens als man denkt!

Niklas, dem ich schon seit Wochen vom „Bierkönig" erzählt und typische Ballermann-Lieder vorgesungen habe, ist ganz aus dem Häuschen, nun alles live zu sehen. Der kleine Mann hat eben doch Mamas Gene geerbt.

Ich jedoch muss während unserer Urlaubswoche immer wieder feststellen, dass es für mich nicht mehr das Gleiche ist wie früher. Wie sollte es auch, nach allem, was ich erlebt habe? Ich bin doch gar nicht mehr die Gleiche wie zuvor.

Bereits am ersten Abend bekomme ich meinen ersten „Gefühlsflash". Mitten unter allen Leuten laufen mir plötzlich Tränen übers Gesicht, die ich verstohlen wegwische. Ich frage mich plötzlich, was ich hier verloren habe. Als ob ich jemals in meinem Leben wieder so unbeschwert feiern könnte wie früher!

An einem Nachmittag – wir sitzen gerade gemütlich am Pool – lese ich in einer Frauenzeitschrift. Plötzlich entdecke ich einen Artikel zum Thema Kinderwunsch. Wie passend! Der Inhalt gibt mir zu denken. Da steht es schwarz auf weiß: Alkohol ist ganz schlecht, wenn man ein Baby plant, weil er das Gelbkörperhormon, das zur Einnistung gebraucht wird, regelrecht vernichtet.

„Mhm", überlege ich nachdenklich, „vielleicht war deshalb meine zweite Zyklushälfte seit der stillen Geburt immer nur so kurz?" Dass ich den Artikel ausgerechnet jetzt auf Mallorca entdecke, wo Bier quasi zur Tagesordnung gehört, wird wohl kein Zufall sein ... Ich hatte also schon die richtige Intuition, als ich beschlossen habe, kürzer zu treten – auch meiner eigenen Gesundheit zuliebe.

Eines Abends, als wir gerade zum Hotel gehen und dabei am „Bierkönig" vorbeikommen, sehen wir die ausgelassene Stimmung, die dort herrscht. Mein Lieblingslokal ist voll besetzt bis auf den letzten Platz.

Einem spontanen Entschluss folgend frage ich meinen Mann: „Magst Du schon mal mit Niklas vorgehen? Ich würde gerne noch kurz was trinken und komme dann gleich nach." Er reagiert irgendwie komisch. Leicht theatralisch fordert er unseren Sohn auf: „Niklas, sag gut Nacht zu Deiner Mama! Du musst heute ohne sie schlafen gehen."

Die beiden dampfen ab, und ich bleibe mit einem schlechten Gefühl zurück. Was hat René nur für ein Problem? Warum muss er mir das Gefühl geben, die größte Rabenmutter weit und breit zu sein? Naja - was soll's! Er wird sich schon wieder einkriegen.

Ich kaufe mir ein Bier an der Bar und stelle mich dann oben an die Brüstung, von wo aus man einen guten Blick über den gesamten Biergarten hat. Während ich die ausgelassene Partygemeinde unter mir beobachte, wird meine eigene Stimmung immer schlechter. Alles holt mich wieder ein, kommt mit voller Macht zum Durchbruch.

Wieso musste das Schicksal nur so grausam sein? Unsere Tochter war doch alles, was ich wollte! Wie gerne wäre ich jetzt daheim, würde ihre Windeln wechseln, sie stillen, sie im Arm wiegen – anstatt hier zu sein und mich dermaßen fehl am Platze zu fühlen. Ganz deutlich merke ich, dass ich einfach nicht mehr dazugehöre nach allem, was passiert ist. Beinahe entwickle ich sogar Hass auf die Tausenden von Menschen, die vor meinen Augen so unbeschwert feiern.

„Was wisst Ihr denn schon vom Leben?", denke ich verbittert, „bestimmt musste noch keiner von euch so einen schrecklichen Schicksalsschlag verkraften!"

Nun brechen bei mir alle Dämme. Inmitten der ganzen Feierwütigen, hier in meiner Lieblingslocation, wo ich in einem früheren Leben so viele fröhliche Stunden verbracht habe, heule ich mir die Seele aus dem Leib.

Ein Typ, der gerade an mir vorbeigeht, spricht mich an. „Ja, was ist denn mit Dir los? Du musst doch hier lustig sein und nicht weinen!" So, so – muss ich das also? Sein gutgemeinter Spruch sorgt dafür, dass ich nur noch mehr schluchzen muss und mich gar nicht mehr beruhigen kann.

Etwas unbeholfen und wohl auch pflichtbewusst bleibt der Typ eine Zeitlang neben mir stehen. Für einen Moment spiele ich mit dem Gedanken, mir meinen ganzen Kummer von der Seele zu reden und ihm mein Herz auszuschütten. Einem Wildfremden und sicher auch Angetrunkenen. Da ich jedoch davon ausgehe, dass ihn das sowieso nicht interessieren würde, verkneife ich mir einen peinlichen Seelenstriptease. Für heute Abend habe ich mich echt schon genug blamiert!

Mein Gefühl scheint mich nicht getäuscht zu haben: Wenig später ergreift der Typ die Flucht und verschwindet in der Menge. Ich kann es ihm nicht verübeln. Für meine Trauer ist hier wirklich nicht der richtige Ort. Also sehe ich zu, dass ich in unser Appartement komme.

Verheißung

Zurück in Deutschland hat das schlechte Wetter uns wieder. Der erste Tag in der Heimat ist stark bewölkt und regnerisch. Am späten Nachmittag fahre ich in den Nachbarort, um Lebensmittel einzukaufen. Im Auto läuft, wie so oft, meine „Hymne" von Mariah Carey und Whitney Houston. „When you believe" – das Lied, mit dem ich so viel Hoffnung verbinde. Wie immer singe ich lautstark mit.

Beim Blick in Fahrtrichtung Westen stockt mir plötzlich der Atem. Was für ein wunderschöner Anblick! Die dichte Wolkendecke ist an einer Stelle aufgerissen und einzelne Sonnenstrahlen scheinen hindurch. Es sieht aus wie ein Zeichen direkt aus dem Himmel, von unserem Engel. Dazu dieses für mich so bedeutungsvolle Lied. Ein regelrecht magischer Moment, der mir ein ganz sonderbares Gefühl beschert.

Zurück in unserem Dorf halte ich spontan am Friedhof an, um das Grab von Angel Marie zu besuchen. Und traue meinen Augen kaum: An der Minirose blüht tatsächlich die lang ersehnte erste Blüte, eine wunderschöne weiße. Nun bekomme ich Gänsehaut. Ich weiß, was ich mir für dieses Ereignis die ganze Zeit über ausgemalt habe. Kann es tatsächlich sein? Ist es möglich, dass eine befruchtete Eizelle zwei Flüge und jede Menge Bier überlebt hat?

Kaum wage ich, den Faden weiterzuspinnen. Nur mal angenommen, ich wäre wirklich schwanger. Mit dem Eisprung vom letzten Tag im Juni. Das würde ja bedeuten, Manus Prophezeiung war richtig. Was wiederum ein Zeichen für mich wäre, dass die Antworten, die wir in unserer Session bekommen haben, nicht nur die Einbildung von zwei völlig Durchgeknallten waren, sondern tatsächlich Aussagen meiner Tochter.

Wahnsinn! Wenn, wenn, wenn .... ja – wenn es so wäre, dann hätte ich meinen Glauben, den ich durch das ganze Drama verloren glaubte, nicht nur wiedergefunden. Er wäre sogar stärker als jemals zuvor geworden. Ich würde an wahre Wunder glauben können.

Testreihe

Zehn Tage nach dem vermuteten Eisprung warte ich darauf, dass meine Periode einsetzt. So wie es in den vorangegangenen Zyklen immer der Fall gewesen ist. Doch der Tag zieht vorbei, und nichts passiert. Super! Das ist doch mal ein echter Fortschritt. Anscheinend hat die kurze Einnahme des Mittels „Corpus luteum" ausgereicht, um den Gelbkörper zu stärken und meine zweite Zyklushälfte zu verlängern. Dadurch sollten meine Chancen schwanger zu werden deutlich steigen.

Oder braucht es das vielleicht nicht mehr? Der Gedanke, dass „es" schon passiert sein könnte, lässt mich nicht mehr los. Nicht, seitdem ich die blühende Rose auf dem Grab gesehen habe.

Am nächsten Morgen wage ich einen Frühtest. Von den Billigdingern aus dem Internet liegen noch genügend daheim herum – sogar von zwei verschiedenen Herstellern. Da man sich ja immer eine zweite Meinung einholen soll, mache ich von jeder Sorte einen und schiebe gleich noch einen Ovulationstest hinterher.

Wie ich im Internet schon oft gelesen habe, kann man diesen zum „Orakeln" nutzen. Keine wissenschaftlich anerkannte Testmethode – zugegebenermaßen. Eigentlich wird sogar völlig davon abgeraten, diese Ovulationstests für den Nachweis einer Schwangerschaft zu „missbrauchen".

Das Ganze ist nämlich alles andere als zuverlässig. Funktionieren soll es angeblich trotzdem, da das Eisprung auslösende Hormon dem Schwangerschaftshormon wohl so ähnlich ist. Liegt eine Schwangerschaft vor, sollte also ein Ovulationstest ebenfalls eine zweite Linie anzeigen, die täglich stärker werden müsste. Und das schon etwas früher, als ein herkömmlicher Schwangerschaftstest anschlagen würde. Also genau richtig für extrem Ungeduldige wie mich.

Die Schwangerschaftstests bleiben beide negativ, auf dem Ovulationstest erscheint eine schwache zweite Linie. Was ja überhaupt nichts zu bedeuten hat, da während eines Zyklus theoretisch jederzeit das LH-Hormon in geringer Konzentration vorhanden sein kann. Das Ergebnis ist keine Überraschung, weil ich nach unserer Partywoche auf Mallorca sowieso nicht damit gerechnet habe, schwanger zu sein. Aber – die Rose!

Stunden später schaue ich mir die Schwangerschaftstests nochmal an und auf einem von beiden meine ich den Hauch einer zweiten Linie zu erahnen. Jedoch nicht wirklich schön rosa, wie es sein sollte, sondern eher gräulich. Wird wohl die berüchtigte „Verdunstungslinie" sein, von der ich im Kinderwunschforum schon oft gelesen habe. Darum wird in der Packungsbeilage ja auch ausdrücklich untersagt, den Test nach Ablauf der angegebenen Reaktionszeit noch auszuwerten. Also werde ich mich für diesen Monat mit dem Teilerfolg der verlängerten zweiten Zyklushälfte trösten und auf den nächsten Zyklus hoffen.

Ruhe lässt mir das Thema trotzdem keine mehr. Am nächsten Tag mache ich nochmal exakt die gleichen drei Tests. Der des einen Herstellers, der gestern eine winzige Spur „positiv" erahnen ließ, zeigt heute überhaupt nichts mehr an. Dafür ist es bei der anderen Marke jetzt so, dass im Ergebnisfeld eine Art Schatten erscheint. Und der zweite Strich beim LH-Test ist etwas stärker geworden. – Jetzt bin ich auch nicht schlauer. Aber ich brauche doch dringend Gewissheit!

Morgen sind René und ich beim Sommermeeting meiner Firma. Im letzten Jahr war ich da gerade frühschwanger und habe das (be-)rauschende Fest ganz brav mit Wasser und alkoholfreiem Weißbier verbracht. Diesmal würde ich schon ganz gerne mit meinen Kollegen zusammen etwas trinken – aber natürlich nur, wenn keine Schwangerschaft vorliegt.

Also führe ich bei „Eisprung+13" nochmal eine Testserie durch! So langsam komme ich mir echt blöd dabei vor. Die zweite Linie beim Ovulationstest ist in etwa so stark wie die vom Vortag. Beide HCG-Tests zeigen so gut wie gar nichts mehr an. Mit sehr, sehr, sehr viel Phantasie kann man nach wie vor den Hauch einer Linie erahnen. Aber wenn eine intakte Schwangerschaft vorliegen würde, hätte sich das HCG doch in den letzten beiden Tagen verdoppeln müssen und der Test wäre heute eindeutiger positiv als noch vorgestern.

Vielleicht hatte sich ja tatsächlich eine befruchtete Eizelle eingenistet, ist aber wieder abgegangen, weil ich es im Urlaub habe krachen lassen? Diese Vorstellung gefällt mir gar nicht. Aber wie dem auch sei – es ist jetzt ja sowieso nicht mehr zu ändern. Also werde ich versuchen, das Fest so gut wie möglich zu genießen und mich innerlich schon einmal auf das Einsetzen der Periode vorbereiten.

Eines steht für mich auf jeden Fall fest: Für morgen, den berüchtigten „Nicht-Mens-Termin", herrscht absolutes Testverbot! In den letzten Tagen habe ich mich schon genug gestresst und lächerlich gemacht.

Sommermeeting

Zur Mittagszeit erreichen wir den Veranstaltungsort des Meetings. Diesmal soll es eine ungezwungene, fröhliche Feier für die ganze Familie werden, zu der ausdrücklich auch Kinder eingeladen sind. Wir haben uns trotzdem entschlossen, Niklas daheim bei Oma und Opa zu lassen. Mit seinen knapp drei Jahren wäre es ihm sicher auf Dauer langweilig. Außerdem muss er abends relativ zeitig ins Bett.

Die Feier findet auf einem ländlichen Anwesen in der Nähe des Flughafens statt, so dass wir den ganzen Tag Flugzeuge über unseren Köpfen beobachten können. Zu Beginn gibt es ein zünftiges Weißwurstessen, natürlich original bayerisch mit Brezen und schönem kühlen Weißbier dazu.

Der anschließende offizielle Teil mit Reden und Ehrungen ist zum Glück ziemlich kurz gehalten. Den ganzen restlichen Nachmittag findet eine Olympiade statt, bei der man verschiedene sportliche Aufgaben absolvieren muss. Eine recht lustige Angelegenheit, bei der ich auch ins nähere Gespräch mit Kollegen komme, die ich schon lange nicht mehr gesehen habe.

Das abendliche Zusammensein, früher das Highlight eines jeden Meetings, empfinde ich diesmal als enttäuschend. Zahlreiche Berufskollegen, die ihre Kinder mitgebracht hatten, sind mit diesen bereits heimgefahren. Wir Übriggebliebenen sitzen nun in einem halbleeren Raum. Die Musik dröhnt viel zu laut aus den Boxen, so dass man sich förmlich anschreien muss, um sich überhaupt unterhalten zu können. Die Tanzfläche ist nur sehr spärlich besucht.

Ich langweile mich. Nicht einmal als die Band einige typische Partylieder anstimmt, die auch auf Mallorca gespielt wurden, reißt mich das vom Hocker. Im Gegenteil. Die paar jungen Kerle, die in kurzen Hosen und Badelatschen wie die Wilden auf der Tanzfläche herumhüpfen und aussehen, als wären sie gerade dem letzten Flieger aus Malle entstiegen, wirken angesichts des heutigen Anlasses eher lächerlich auf mich.

Dafür erregt wenig später eine Frau meine Aufmerksamkeit. In einem weiten Sommerkleid, unter dem sich ein hochschwangerer Bauch abzeichnet, bewegt sie sich im Takt der Musik. Ihr Gesicht strahlt dabei so viel überschäumendes Glück und Vorfreude aus, dass mir ganz anders wird. Mit einer Mischung aus Bewunderung und Neid beobachte ich die Schwangere. Wie gerne würde ich mit ihr tauschen! Bestimmt steht sie schon kurz vor der Entbindung, so rund wie sie ist. Bald wird sie überglücklich ihr Baby im Arm halten. Ich will das auch haben!

Leider ist meine Lage im Moment eine andere: Ich warte auf die Mens. Jedes Mal, wenn ich an diesem Abend zur Toilette gehe – was nicht gerade selten vorkommt –, rechne ich damit, Blut auf dem Papier vorzufinden. Doch heute bleibe ich von der „roten Pest" noch verschont. Wenigstens etwas.

Erfüllte Prophezeiung

Nachdem auch der gestrige Tag vergangen ist, ohne dass ich meine Periode bekommen habe, läuft mein Kopfkino wieder auf Hochtouren. „Eisprung+15" – ich bin nun schon einen Tag „überfällig". Also geht es heute munter weiter mit meiner Testreihe.

Gespannt betrachte ich nach der Reaktionszeit das Ergebnis: Die Ergebnislinie beim Ovulationstest ist stärker geworden und beide HCG-Frühtests zeigen einen zarten zweiten Strich. Ein zweiter Strich ... Schwanger! Ich bin tatsächlich schwanger.

Die Gedanken überschlagen sich in meinem Kopf. Ein Puzzlestück fügt sich zum anderen.

Die Session ... Die Vorhersage Manus zur Reinkarnation von Angel Maries Seele ... Der Storch, der vor einigen Wochen über den Tennisplatz und unser Haus geflogen ist ... Der Eisprung am letzten Tag des Monats Juni ... Die erfolgreiche Einnistung der Eizelle während des Urlaubs auf „meiner" Insel ... Die Rose auf Angel Maries Grab, die endlich blüht ...

Tatsächlich! Es sieht ganz so aus, als sei alles so vorherbestimmt gewesen. Die neue Schwangerschaft hat ihre Schatten vorausgeworfen. Alle Signale standen auf grün. Nur ich Zweiflerin wagte nicht, wirklich daran zu glauben. Zu ausgeprägt war mein Realitätssinn, zu groß die Angst, wieder enttäuscht zu werden. Doch nun ist es trotzdem passiert. Wahnsinn!

Diese Neuigkeit muss ich erst mal verdauen. Und dann überlegen, wie ich dem werdenden Papa die frohe Botschaft überbringe.

Bis er abends von der Arbeit heimkommt, ist mir etwas hoffentlich Originelles eingefallen. Im Keller habe ich nach einer leeren Schachtel gesucht und eine schwarze mit der Prägung einer Parfummarke entdeckt. Hinein lege ich die beiden positiven Tests, die ich auf ein Stück gelbes Papier mit der Aufschrift „ES+15 = Anfang 5. Woche" geklebt habe. Dann noch in Geschenkpapier eingewickelt, und fertig ist meine Überraschung.

Nach Feierabend beginne ich scheinheilig ein Gespräch mit meinem Mann. „Duuuu ..., hat dir der Urlaub auf Mallorca auch ein bisschen gefallen? Denn eigentlich fliegst du doch nur mir zuliebe da immer wieder hin, oder?" „Ja, es war schon schön", antwortet er, leicht amüsiert. „Du weißt doch, dass es mir eigentlich ganz gut gefällt an der Playa. Solange wir ab und zu auch mal abseits vom ganzen Trubel sind und ich nicht die ganze Zeit diese immer gleiche Schlagermusik hören muss, ist alles okay."

„Gut. Weil der Urlaub so schön war, hab ich dir auch ein Souvenir mitgebracht", pirsche ich mich weiter vor und überreiche ihm lächelnd das kleine Päckchen. „Ach, du brauchst mir doch nichts kaufen!", meint er, beinahe schuldbewusst. „Ich hab ja gar nichts für dich." Das ist wieder mal typisch mein Mann. Gekauft habe ich auch nichts – aber das wird er gleich sehen.

René entfernt das Geschenkpapier und entdeckt die Parfumschachtel. „Ah, einen guten Duft kann man immer brauchen." Ich grinse in mich hinein. Nachdem er den Deckel aufgemacht hat und das Blatt mit den Teststreifen entdeckt, fällt sofort der Groschen. „Nein, echt? Auf Malle? Ist ja super!"

Ich würde sagen, diese Überraschung ist mir gelungen. Gemeinsam freuen wir uns nun über das Wunder, das beschlossen hat zu uns zu kommen. Mir ist klar, dass ich noch sehr weit weg bin von einem Happy End. Doch ich bin auch einen großen, entscheidenden Schritt weiter als noch vor einigen Wochen. Und ich hoffe so sehr, dass am Ende dieser Schwangerschaft das Glück wieder in unserem Leben Einzug hält.

Neuzeit

Sowie ich weiß, dass ich wieder Leben in mir trage, fühle ich mich wie neu geboren. Eine neue Zeitrechnung scheint begonnen zu haben. Mein Dasein hat wieder einen tieferen Sinn bekommen. Mein Körper darf noch einmal der Weg für eine Seele sein, um auf diese Welt zu kommen. Angel Maries Seele?

Sehr oft versuche ich, in mich hineinzuspüren, ob sich Manus Voraussage tatsächlich erfüllt hat. Ist es wirklich die Seele unserer verlorenen Tochter, die sich bei mir inkarniert hat?

Fest steht, dass die Besuche auf dem Friedhof sich nun auf einen Schlag nicht mehr so verzweifelt anfühlen. Weil nur noch ihr Körper hier begraben liegt, aber ihre Seele schon wieder bei mir ist? Darum lässt der innere Drang, ständig hingehen zu müssen, auch nach. An manchen Tagen besuche ich das Grab, an anderen nicht. Ich schaffe es sogar, beim Spaziergang am Friedhof vorbeizugehen, ohne einen Abstecher hinein zu machen. Ganz ohne schlechtes Gewissen.

Wenn ich aber dort bin, fühlt es sich oft magisch an. Die Minirose – mein „Bote" für die Folgeschwangerschaft – scheint diesen Sommer um ihr Leben zu blühen. Jetzt, da der Anfang gemacht ist, gibt es kein Halten mehr. Und jedes Mal, wenn ich in den kommenden Wochen und Monaten eine neue Rosenblüte entdecke, ist wieder eine meiner lieben Bekannten aus der schweren Zeit schwanger geworden. Die Frauen, die mir ans Herz gewachsen sind und für die ich in meinen „Ritualen" während der Kinderwunschzeit immer mitgebetet habe.

Eine nach der anderen wird mir im Lauf der Zeit nachfolgen, so dass wir letztendlich alle zusammen ein Stück des Weges „kugeln" dürfen. Gemeinsam guter Hoffnung zu sein, ist doch noch um ein Vielfaches schöner! Meine „magische Rose" leistet also ganze Arbeit. Kein Wunder, wo sie doch auf dem Grab eines Engels wächst.

Ich bin so dankbar für diese neue, lichterfüllte Zeit, die angebrochen zu sein scheint. Ist das der Neubeginn, auf den ich so verzweifelt gewartet habe? Kann ich es dadurch schaffen, die Schrecken der Vergangenheit ein Stück weit hinter mir zu lassen? Wird der Schmerz wenigstens etwas verblassen und durch Freude ersetzt werden?

Ich hoffe es so sehr – ich bete darum!

Jeden Abend, wenn ich ins Bett gehe und zur Ruhe komme, kann ich es ganz besonders spüren: Meine Schwingungen haben sich verändert. Bis vor Kurzem hat mir noch täglich vor diesem Moment gegraust. In der Stille des dunklen Schlafzimmers erfasste mich nämlich regelmäßig ein Gefühl tiefer Einsamkeit. Ich kam mir regelrecht verlassen vor. Nun aber merke ich irgendwie, dass ich nicht mehr allein bin. Oder bilde ich mir das etwa nur ein? Jedenfalls meine ich bereits jetzt die Verbundenheit zu der Seele zu spüren, die neuerdings wieder bei mir wohnt.

So lege ich mich abends dankbar und glücklich hin, anstatt einsam und verzweifelt. Was leider nicht automatisch heißt, dass mir damit auch eine erholsame Nachtruhe bevorsteht. Im Gegenteil. Diese neue Schwangerschaft bringt massive Schlafprobleme mit sich. Oft liege ich ewig lange wach, während meine Gedanken Karussell fahren. So müde ich auch bin, schaffe ich es einfach nicht einzuschlafen. Wenn es mir dann endlich irgendwann gelingt, plagen mich häufig wirre Träume. Ich träume von Fehlgeburten, schrecklichen Diagnosen und Schwangerschaftsabbrüchen.

Mein Unterbewusstsein scheint wohl doch noch viel mehr aufzuarbeiten haben, als mir klar war. In mir kommt die dunkle Ahnung auf, dass die kommenden Monate doch keine so unbeschwerte Zeit werden wird, wie ich mir erhoffte.

Verkündungen

Am kommenden Wochenende wollen wir meine Eltern einweihen. Das Familiendoppel im Tennis bietet sich als Gelegenheit dafür an. Schon während des Spiels habe ich beim Gedanken an das anschließende Gespräch Schmetterlinge im Bauch, fühle mich wie frisch verliebt.

Als ich gerade vorne am Netz stehe, trifft mich ein Ball, den René gespielt hat, mit voller Wucht in den Bauch. Beide versuchen wir, uns unseren Schreck nicht anmerken zu lassen. „Oh Gott!", denke ich mir insgeheim. „Hat dieser Schlag dem Kind geschadet? Ist jetzt vielleicht schon wieder alles vorbei?" Doch beinahe im selben Gedankengang beruhige ich mich selbst. In diesem frühen Stadium der Schwangerschaft sitzt das Kleine ja noch viel tiefer, oder? Außerdem ist das werdende Leben doch gut geschützt im Inneren des Körpers.

Nachdem wir unser Spiel beendet haben, sitzen meine Eltern, René und ich noch vor der Tennishütte zusammen. Mama hat von daheim eine kleine Überraschung mitgebracht.

„Wie wär's mit einem Pils?", fragt sie und holt die vier Flaschen aus dem Kühlschrank. Mein Mann stimmt sofort erfreut zu. Ich bleibe eine Antwort schuldig und krame umständlich in meiner Tasche herum, um Zeit zu schinden.

„Was ist jetzt?", fragt meine Mama etwas ungeduldig nach, weil alle schon darauf warten anzustoßen. „Wir wollten noch was vom Urlaub erzählen ...", fange ich an und lenke somit vom Thema ab. Meine Eltern schauen mich gespannt an.

„Als wir von Mallorca heimgeflogen sind, hatten wir am Flughafen echt Glück", fahre ich fort. „Da hätten wir ganz schön Ärger bekommen können ..."

Fragende Blicke.

„... wir haben nämlich einen blinden Passagier ohne Ausweis eingeschmuggelt." Beim letzten Satz grinse ich übers ganze Gesicht.

Sicker, sicker. Jetzt fällt bei meiner Mama der Groschen. „Au weia!", entfährt es ihr spontan, was wohl auf das „Lotterleben" am Ballermann bezogen ist. Aber natürlich freuen meine Eltern sich über diese Neuigkeiten. Genauso wie mein Bruder, den wir wenig später mit der gleichen Geschichte überraschen.

Bei Renés Eltern will ich diesmal eigentlich noch etwas länger warten mit der „Verkündung" – bis nach Ablauf der kritischen Zeit. Doch Schwiegermama kommt mir zuvor. Als sie mich einige Tage später anruft und mir zum Geburtstag gratuliert, fragt sie mich auch, wie es mir geht. „Ganz gut", entgegne ich, wohl ungewohnt fröhlich. Daraufhin kommt gleich die nächste Frage: „Bist Du wieder schwanger?"

Ich druckse etwas herum: „Mhm, was soll ich sagen?" „Na, wie es ist!" „Eigentlich wollte ich es noch nicht so früh erzählen, ... aber ... ja", antworte ich etwas verlegen. Dabei frage ich mich insgeheim, wie sie das so schnell erraten hat.

Neuer Frauenarzt – neues Glück?

Drei Tage später ist es so weit: Der erste Frauenarzt-Termin steht an. Ich habe ihn bewusst bis zur siebten Woche hinausgezögert. Aus meinen vorigen beiden Schwangerschaften weiß ich, dass eine zu frühzeitige Untersuchung nicht wirklich etwas bringt, weil man ohnehin noch nichts erkennen kann. Aber es gab auch noch einen anderen Grund für mich, den Gang zum Gynäkologen etwas aufzuschieben: Ich habe Angst vor dem Ultraschall!

Zu genau kann ich mich an die erschreckenden Artikel im Internet erinnern, die ich nach Angel Maries schlimmer Diagnose bei meinen Recherchen entdeckt habe. Eiskalt lief es mir den Rücken herunter, als ich damals las, welch verheerende Auswirkungen die Schallwellen auf das ungeborene Leben haben können. Beschrieben wurden mögliche Schädigungen, die ganz genau zu denen unserer Tochter passten.

Da lag es doch nahe, die Schuld daran, dass Angel Marie nicht lebensfähig war, bei mir selbst zu suchen. Eben deshalb, weil ich die fatalen Ultraschalluntersuchungen hatte durchführen lassen. Ein furchtbares Gefühl, das mich innerlich zerfressen hat.

Zwar erfuhr ich kurz darauf durch die Fruchtwasseruntersuchung, dass es wohl doch nicht daran gelegen hat, sondern nur eine viel zitierte „Laune der Natur" war. Das Grauen bekam einen Namen: Trisomie 13.

Trotzdem haben die Texte Spuren bei mir hinterlassen, sich förmlich in mein Hirn eingebrannt. Darum empfinde ich jetzt beinahe Gewissensbisse dem neuen Baby gegenüber, das in mir wächst. Kann ich ihm das „Schallen" in diesem frühen Stadium der Schwangerschaft wirklich antun? Jetzt, da alles noch so in der Schwebe ist?

In meiner Panik habe ich gestern die Hebamme Claudia bei uns im Ort um ein Gespräch gebeten und sie um ihren Rat gefragt. Glücklicherweise konnte sie mich etwas beruhigen – hat mich aber auch ermutigt, beim Arzt ruhig zu sagen, wenn er sich mit Ultraschalluntersuchungen zurückhalten soll. Mein neuer Gynäkologe ist wohl dafür bekannt, besonders oft und gründlich zu „schallen".

Zu meiner früheren Ärztin will ich nicht mehr gehen. Durch das Drama in der letzten Schwangerschaft habe ich nämlich das Vertrauen in sie verloren. Bis heute verstehe ich nicht wirklich, wie es passieren konnte, dass sie mich so lange in falscher Sicherheit gewiegt hat und ich in der 25. Woche dann plötzlich erfahren musste, dass alles hoffnungslos ist. Außerdem verbinde ich zu viele traurige Erinnerungen mit meiner alten Praxis und wünsche mir einen wirklichen Neubeginn.

Aufgeregt sitze ich nun also in der neuen Praxis und bin gespannt, was auf mich zukommt. Dr. Gerlach erscheint mir als höflicher, in sich gekehrter Mensch, der nicht viele Worte macht. Da haben sich ja zwei gefunden! In meiner Aufregung bin ich auch nicht sehr gesprächig und weiß kaum, was ich sagen soll. Aber ich bin ja schließlich nicht zum Reden hergekommen.

Als ich auf dem Behandlungsstuhl sitze, untersucht mich der Arzt. Ich bin froh, dass er sich dabei wirklich kurz fasst. Habe ich doch die Unkenrufe bezüglich möglicher Schädigungen immer noch im Hinterkopf. Dr. Gerlach ist soweit zufrieden. Das „Baby" sitzt dort, wo es sein sollte, und sogar das winzige Herz kann man schon schlagen sehen.

Anschließend unterhalten wir uns noch in seinem Besprechungszimmer. Aufgrund meiner Vorgeschichte (und vielleicht auch wegen meines fortgeschrittenen Alters) empfiehlt er mir eine Fruchtwasseruntersuchung, welche ab der 13. Woche möglich sei.

Invasive Diagnostik? Ohne mich! Immerhin bringt diese ein Fehlgeburtsrisiko mit sich, welches nicht unerheblich ist. Außerdem möchte ich keine Untersuchung, deren Ergebnis mich unnötig beunruhigen könnte. Ganz genau erinnere ich mich nämlich noch an Erfahrungsberichte einiger Betroffener auf der Internetplattform www.leona-ev.de, dem Verein für Eltern chromosomal geschädigter Kinder.

Bei manchen der ungeborenen Babys wurden irgendwelche Auffälligkeiten an den Chromosomen festgestellt. Trotzdem kamen diese dann aber völlig gesund zur Welt. Und selbst falls bei einer Fruchtwasseruntersuchung herauskommen sollte, dass mein Kind wieder an einer Trisomie leidet: Ich weiß genau, dass ich niemals aufgrund einer schlichten Diagnose irgendeine Entscheidung treffen könnte!

Gerade bei der bekanntesten Trisomie, der Trisomie 21, dem sogenannten „Down Syndrom", ist die Bandbreite möglicher Schädigungen und der daraus resultierenden Lebenserwartung doch riesig. Was würde es mir also bringen zu wissen, dass mein Baby davon betroffen ist? Ich müsste trotzdem abwarten, bis es groß genug ist, damit man im Ultraschall alles genau sehen und den Grad der Fehlbildungen beurteilen könnte.

Ich sage Dr. Gerlach darum, dass eine Fruchtwasseruntersuchung nicht in Frage kommt und ich stattdessen nur zum Feinultraschall bei „meinem" Pränataldiagnostiker will, der uns in der letzten Schwangerschaft so gut betreut hat.

Fürs Erste beruhigt, verlasse ich die Praxis. Wirkliche Freude über meine Schwangerschaft will sich jedoch noch nicht einstellen. Und mir schwant, dass dies noch eine ganze Weile so bleiben wird. Ich merke genau, dass ich innerlich in einer gewissen Abwartehaltung bin und das alles noch gar nicht zu sehr an mich heranlassen will. Zu schmerzhaft ist die Erfahrung aus der letzten Schwangerschaft. Zu groß die Gewissheit, dass bis zum Ende nichts sicher ist und immer noch alles schiefgehen kann.

Wenn ich erst beim Feinultraschall war und dort grünes Licht bekommen habe – dann, ja dann werde ich hoffentlich aufatmen und langsam anfangen können, meine „anderen Umstände" wirklich zu genießen. Aber bis dahin ist es noch ein weiter Weg, denn eine Untersuchung dort ist frühestens in der 18. Woche möglich.

Nun – da muss ich wohl durch. Schließlich habe ich meinem Frauenarzt ausdrücklich erklärt, keine invasive Diagnostik zu wollen. Also heißt es jetzt, in den sauren Apfel beißen, abwarten und hoffen.

Mutmaßungen

Auch in dieser Schwangerschaft taucht schon bald die Frage nach dem möglichen Geschlecht unseres Babys auf. Nach dem Drama um Angel Marie dachte ich eigentlich, dass es mir diesmal nahezu egal sei.

Natürlich – den lapidaren, oft gehörten Ausspruch „Hauptsache gesund!" kann inzwischen wohl niemand deutlicher unterstreichen als ich. Trotzdem bemerke ich jetzt, dass der Wunsch nach einer Tochter immer noch sehr tief verankert ist. Aber ob es diesmal geklappt hat, ein Mädchen zu zeugen? In meinen beiden vorigen Schwangerschaften hatte ich immer das richtige Bauchgefühl. Also versuche ich, auch diesmal in mich hineinzuhören – muss dabei jedoch extrem aufpassen, dass mein Wunsch mir die Antwort nicht vorgibt.

Noch einmal lasse ich die Zeitspanne vor der Zeugung Revue passieren. Mhm, einmal Geschlechtsverkehr vier Tage vor dem Eisprung und einmal am Tag zuvor ... Spermien sollen ja, wie ich schon oft gelesen habe, maximal fünf Tage im Körper der Frau überleben können. Diejenigen, welche ein Y-Chromosom in sich tragen und somit zur Zeugung eines Jungen führen, aber nur 24 Stunden. Männliche Samenzellen seien aufgrund ihrer geringeren Größe schneller als weibliche und gewännen so das Kopf-an-Kopf-Rennen zur Eizelle oft. Theoretisch sollten bei unserem Timing also beide Geschlechter möglich sein.

Mein Gefühl sagt mir aber, dass es für ein Mädchen sehr, sehr eng wird. Wer weiß, wie „fit" die Samenzellen mit X-Chromosomen nach vier Tagen in meinem Körper überhaupt noch waren. Da ist es doch viel wahrscheinlicher, dass sich ein frisches Y-Chromosom „vorgedrängelt" und meine Eizelle schnell befruchtet hat, sobald sie gesprungen war. Oder?

Ein weiteres „Indiz" ist der Schwangerschaftstest. Bei Angel Marie hatte ich schon sieben Tage nach der Zeugung einen hauchzart positiven in der Hand. Diesmal dauerte es ungefähr eine Woche länger, bis ein eindeutig positives Ergebnis abzulesen war. Stimmt die Theorie, dass bei einer Schwangerschaft mit einem Mädchen schneller HCG produziert wird, spräche auch das für einen Jungen.

Und dann ist da natürlich noch meine Intuition. Die hat mir nämlich – genau wie meinem Mann – bereits kurz nach der Schwangerschaft mit Niklas gesagt, dass wir noch einen zweiten Sohn bekommen werden. Als die Entscheidung für ein weiteres Kind dann gefallen war und ich von der Frauenärztin Angel Maries Geschlecht erfahren habe, konnte ich es gar nicht so recht glauben, dass es nun doch eine Tochter sein sollte. Und jetzt, da ich wieder schwanger bin, ist da immer noch dieses „Jungen-Gefühl". Vor Kurzem habe ich zwar einmal von der Taufe eines kleinen, blonden Mädchens geträumt – wusste aber im Traum, dass es nicht meine Tochter war.

Ich unterbreche meine Grübeleien und frage mich nicht zum ersten Mal, warum ich so kompliziert ticke. Vielleicht sollte ich endlich mal aufhören, immer so viel nachzudenken? Nicht vielleicht – ganz sicher sogar!

Ändern kann ich jetzt sowieso nichts mehr. Die Würfel sind gefallen. Also werde ich mich einfach überraschen lassen, in welchem Körper Angel Maries Seele wiederkommen möchte. Hauptsache ist doch, dass es ein gesunder ist!

Zwischen Freude und Ernüchterung

In der 13. Schwangerschaftswoche habe ich wieder einen Termin beim Frauenarzt. Es steht das sogenannte erste Screening an. Zum ersten Mal ist auch René mit dabei, um unser ungeborenes Kind zu sehen. Dieses Mal bin ich besonders nervös. Die als kritisch geltende Zeit der ersten Wochen ist vorbei und wenn bei diesem Termin alles in Ordnung ist, habe ich eine große Etappe auf dem Weg zu unserem Folgewunder geschafft. Wobei dann trotzdem noch gar nichts sicher sein wird – das musste ich ja bereits einmal schmerzlich am eigenen Leib erfahren. Sicher wird es erst sein, wenn ich mein gesundes Baby im Arm halte.

Aber auch dann lauern theoretisch noch jede Menge Gefahren, die einem sein Kind jederzeit entreißen könnten. Darüber bin ich mir vollkommen bewusst. Der viel gefürchtete und bis heute unerklärliche plötzliche Kindstod, Unfälle, Gewaltverbrechen, Krankheiten … Doch ich gebe mir alle Mühe, Gedanken an so etwas gar nicht an mich heranzulassen. Meiner Meinung nach muss jeder, der beschließt Kinder in die Welt zu setzen, ein gewisses Maß an Urvertrauen mitbringen. Wenn man nur Tag und Nacht in Sorge lebt und ständig darüber nachgrübelt, was den Sprösslingen alles passieren könnte, lässt man sich am besten gleich einliefern.

In diesem Zusammenhang muss ich oft an einen Ausspruch von Elisabeth Stone denken, den ich als sehr treffend empfinde: „Die Entscheidung, ein Kind zu haben, ist von großer Tragweite. Denn man beschließt für alle Zeit, dass das eigene Herz außerhalb des eigenen Körpers herumläuft."

Nachdem wir im Behandlungszimmer sind, schaut Dr. Gerlach zuerst wie gewohnt nach meinem Muttermund. Alles so, wie es sein sollte. Danach steht der erste große Ultraschall an. Mein Mann und ich staunen, wie detailliert der Arzt diese Untersuchung durchführt und wie deutlich alles schon auf dem Bildschirm dargestellt werden kann. So kennen wir es aus meiner früheren Praxis nicht.

Mein Gynäkologe erklärt uns alles ganz genau. „Rücken geschlossen, Nasenwurzel darstellbar, Nackenfalte unauffällig ... Hier sehen Sie die beiden Gehirnhälften." René und ich schauen uns an und ich glaube das Gebirge hören zu können, das uns beiden zeitgleich vom Herzen fällt. Nase, zwei Gehirnhälften – alles das, was Angel Marie gefehlt hat! Uns wird klar, dass damit eine riesengroße Hürde auf dem Weg zu unserem gesunden Folgewunder genommen ist.

„Spielt das Geschlecht eine Rolle?", fragt Dr. Gerlach schließlich noch beiläufig nach. „Ich würde es schon gerne wissen, aber so früh ..." Bevor ich den Satz mit „wird man doch noch nichts sagen können" vollenden kann, fällt der Arzt mir schon ins Wort. „Also, wahrscheinlich wird es ein Junge."

Oh, darauf war ich jetzt überhaupt nicht vorbereitet! Nie im Leben hätte ich damit gerechnet, bereits jetzt ein vorläufiges Outing zu hören. Bei Niklas habe ich das Geschlecht damals erst in der 18. Woche erfahren und bei Angel Marie in der 20. Und ehrlich gesagt wollte ich es jetzt noch gar nicht wirklich wissen. Zumindest nicht mit diesem Ergebnis. Ich nehme es ganz „cool" zur Kenntnis und gebe mir alle Mühe, die widerstreitenden Gefühle, die in mir kämpfen, zu verbergen.

Ja – ich bin wahnsinnig erleichtert, dass soweit alles in Ordnung ist mit unserem Baby! Doch soll der Traum von einer Tochter, der mich seit dem Jugendalter begleitet und nach dem Verlust von Angel Marie noch viel brennender geworden ist, nun tatsächlich endgültig ausgeträumt sein? Muss ich mich für immer von meiner Idealvorstellung verabschieden? Dr. Gerlach hat „wahrscheinlich" gesagt. Es besteht also durchaus noch Hoffnung, dass er sich geirrt hat und das Kind in meinem Bauch doch ein Mädchen ist. Andererseits klang er für meine Begriffe schon sehr sicher. Und außerdem hat mir mein Gefühl ja ebenfalls gesagt, dass wir einen zweiten Sohn bekommen werden. Auch, wenn mein Wunschdenken mir etwas anderes suggerieren will.

Nach dem Termin beim Frauenarzt holen wir Niklas bei meinen Eltern ab und erzählen bei der Gelegenheit natürlich sofort von der erfolgreichen Untersuchung. Die beiden sind ebenfalls erleichtert.

Als ich das voraussichtliche Geschlecht verrate, macht meine Mama eine wegwerfende Handbewegung und meint: „Das muss euch ganz egal sein!"

Natürlich hat sie Recht. Ich sehe das ja genauso. Wir – mit unserer Vorgeschichte – dürfen diesbezüglich eigentlich gar keine Wünsche haben, oder? Für uns gilt das Motto „Hauptsache gesund" doch noch viel mehr als für „normale" Paare mit Kinderwunsch. Sich jetzt zu beschweren, weil man lieber ein Kind mit dem anderen Geschlecht bekommen hätte, wäre wahrlich Jammern auf hohem Niveau. Undankbarkeit pur. Und undankbar ist nun wirklich das Letzte, was ich sein will! Nach dem ganzen Alptraum, den ich erleben musste, nach all meinem Bitten und Flehen um eine neue Schwangerschaft. Nach alldem bin ich dem Schicksal unendlich dankbar für diese neue Chance, für die Aussicht auf ein gesundes Folgewunder, für die Hoffnung auf Absolution.

Und doch ist es da: dieses wehmütige Gefühl. Der Stich ins Herz bei der Vorstellung, nun niemals eine Tochter „an der Hand" haben zu dürfen. Diese Empfindung wird zu meinem treuen Begleiter in den kommenden Wochen. Und umso mehr ich versuche dagegen anzukämpfen, desto weniger gelingt mir das.

Pränataldiagnostik

In der 17. Schwangerschaftswoche habe ich endlich einen für mich sehr wichtigen Termin. Ich darf in die große Stadt fahren, um mein ungeborenes Kind in einer spezialisierten Praxis ganz genau „durchleuchten" zu lassen. Bisher konnte ich mich immer noch nicht so ganz auf diese neue Schwangerschaft einlassen, war innerlich reserviert.

„Freu' dich bloß nicht wieder zu früh!" … „Erst mal schauen, ob diesmal alles stimmt mit deinem Kind." … „Du weißt doch aus Erfahrung, dass noch gar nichts sicher ist."

Solche oder ähnliche Gedanken gingen mir immer wieder durch den Kopf. Von der heutigen Untersuchung verspreche ich mir, dass das endlich besser wird und ich ab jetzt meine „anderen Umstände" weitgehend genießen kann. Vorausgesetzt natürlich, dass sie erfolgreich verläuft.

An die andere Möglichkeit mag ich gar nicht denken. Noch einmal den „worst case" zu erleben – keine Ahnung, wie beziehungsweise ob ich das verkraften würde.

Von dem Termin hängt also sehr viel für mich ab. Es geht um alles oder nichts. Entsprechend aufgeregt bin ich auch. Die Wartezeit, bis ich am späten Nachmittag endlich meinen Mann von der Arbeit abholen und mit ihm zusammen Richtung Praxis fahren kann, zieht sich schier endlos in die Länge. Als Niklas nach dem Mittagessen im Bett ist und ich keine Ablenkung mehr habe, wird es besonders schlimm.

Also lege ich mich im Wohnzimmer auf die Couch und versuche, etwas runterzukommen. Mein Herz pocht wie verrückt in meiner Brust und scheint kurz vor dem Zerspringen zu sein, der Puls rast. Ich denke an das arme Baby im Bauch. Bestimmt spürt es meine Aufregung ganz deutlich. Die Atemübung aus dem HypnoBirthing-Kurs hilft mir schließlich, mich etwas zu beruhigen.

Ich bin einfach nur froh, als es endlich an der Zeit ist aufzubrechen. Nichts ist schlimmer, als hier nur so untätig herumzusitzen und zu warten. So oder so ... wie es auch um unser ungeborenes Kind steht – wir werden es bald wissen.

Niklas bleibt bei meinen Eltern. Zum einen könnte ich ihn bei meiner Anspannung heute sowieso nicht dabei haben. Zum anderen weiß er immer noch nichts von meiner Schwangerschaft. So arglos wie bei der vorigen bin ich nämlich nicht mehr. Gebranntes Kind scheut das Feuer! Wir wollen ihn erst einweihen, wenn die Feindiagnostik gut verlaufen ist. Falls ...

Pünktlich zur vereinbarten Zeit stehe ich vor der Firma meines Mannes, um ihn abzuholen. Auf unserem gemeinsamen Weg in die große Stadt bin ich ein Nervenbündel und lasse darum ihn fahren. Ich fühle mich wie bei einem Déjà-vu. Wir fahren in die gleiche Praxis, in der wir vor zehn Monaten waren, um eine zweite Meinung zu hören. Dort wurde die grausame Diagnose über unsere Tochter bestätigt. Wieder wird mich der Arzt untersuchen, der mir damals trotz und wegen der Umstände so sympathisch und einfühlsam erschien.

Als wir nur noch wenige Kilometer von unserem Ziel entfernt sind, stehen wir auch noch im Stau. Die wenigen Minuten Fahrt, die wir noch vor uns gehabt hätten, dehnen sich zur gefühlten Ewigkeit aus. Mist, ich muss aufs Klo! Was soll ich nur machen? Ich halte es nicht mehr länger aus und klettere über die Leitplanke, um mich zu erleichtern. Genauso wie im Dezember letzten Jahres ... Hoffentlich die letzte Gemeinsamkeit mit der damaligen Situation!

Bald schon sind wir in der Praxis für pränatale Diagnostik. Nach einem tiefen Durchatmen trete ich ein und melde mich am Empfang. Wie gewohnt bekomme ich einen Anmeldebogen zum Ausfüllen, in dem Daten zu meiner jetzigen und zu vorherigen Schwangerschaften einzutragen sind. Danach heißt es warten, bis wir dran sind.

Zum Glück dauert es nicht besonders lange, bis wir das Behandlungszimmer von Dr. Klein betreten dürfen. Die Stunde der Wahrheit ist da! Der Arzt kann sich noch sehr gut an uns und unsere Geschichte erinnern. Da wir ein gewisses Vertrauensverhältnis zu ihm aufgebaut haben, tut es gut zu sehen, dass wir für ihn nicht nur eine „Nummer" sind. Gemeinsam werden wir das Kind schon schaukeln! Oder besser gesagt schallen.

Nervös nehme ich auf der Liege Platz und entblöße meinen Bauch. Als Dr. Klein beginnt, den Schallkopf darüber zu bewegen, wage ich kaum zu atmen. Gebannt beobachte ich seine konzentrierte Miene und sende gleichzeitig stumme Stoßgebete zum Himmel. Das hat bei Angel Marie zwar nicht das Geringste geholfen, kann aber auch nicht schaden. René, der neben mir sitzt, zerquetsche ich fast die Hand. Endlich beginnt der Arzt zu sprechen. Und was er sagt, hört sich verdammt gut an.

Unserem Baby geht es bestens. Alles ist da, wo es sein soll. Und es gibt sogar noch eine „Sache" zu viel. Dr. Klein bestätigt nämlich die Vermutung meines Frauenarztes, dass ich einen Jungen in mir trage. Naja, man kann eben nicht alles haben. Der Zwerg ist gesund. Was will ich mehr?

Als der Pränataldiagnostiker nun seiner Assistentin noch die Daten diktiert, die sie in den Computer eingeben soll, sind das wahnsinnig emotionale Momente für mich. Ich jubiliere innerlich.

Schädel – unauffällig ... Gehirn – unauffällig ... Gesicht – unauffällig ... Herz – unauffällig ...

Wahnsinn! Das ist ja mal der totale Gegensatz. Noch ganz genau sehe ich die Untersuchungsunterlagen von Angel Marie vor mir und das unbarmherzige „auffällig", das mir bei all diesen Punkten förmlich entgegensprang.

Diesmal ist alles anders. Alles wird gut werden!

Nach der erfolgreichen Untersuchung bittet Dr. Klein meinen Mann und mich noch zum Besprechungstisch, wo wir nebeneinander Platz nehmen. Er beglückwünscht uns zum Ergebnis der Diagnostik und versichert uns nochmal, dass unser Sohn topfit ist und alles prima aussieht. Jetzt merke ich erst, welch riesige Anspannung ich tatsächlich mit mir herumgeschleppt habe. Die Tränen fangen einfach an zu fließen, ohne dass ich irgendetwas dagegen tun könnte. Erleichtert falle ich René um den Hals, während Dr. Klein diskret den Blick abwendet und schweigt, bis ich mich wieder gesammelt habe.

„Oh Gott, wie peinlich!", schießt mir noch durch den Kopf. „Der Herr Doktor kennt mich ja nur in Tränen aufgelöst. Letztes Mal wegen der schlimmen Nachrichten, dieses Mal aus grenzenloser Erleichterung."

Als ich mich nach einigen Momenten wieder beruhigt habe, erklärt der Arzt uns, dass in der momentanen Schwangerschaftswoche zwei Strukturen im Gehirn noch nicht deutlich genug dargestellt werden konnten und wir deshalb in fünf Wochen nochmal wiederkommen sollen.

„ ... dabei wird auch nichts mehr herauskommen – aber eben zur letzten Sicherheit", beruhigt er uns im gleichen Atemzug. Hört sich doch gut an! Nachdem ich noch einen Folgetermin vereinbart habe, verlassen wir beschwingt die Praxis. Wie versprochen rufe ich sofort meine Mama an, die daheim sicher auf Kohlen sitzt.

„Alles bestens verlaufen!", teile ich ihr mit und kann den Felsbrocken am anderen Ende der Leitung beinahe fallen hören. „ ... und es bleibt beim Jungen", fahre ich noch fort. „Das macht gar nichts!", antwortet meine Mama im Brustton der Überzeugung.

Recht hat sie! Im Moment sehe ich das ganz genau so, bin einfach nur wahnsinnig froh und erleichtert. Alles sieht danach aus, dass wir diesmal ein gesundes Baby bekommen. Niklas wird großer Bruder. Und jetzt kann er es auch endlich erfahren.

Nach der erfolgreichen Untersuchung wollen wir keinen Tag länger abwarten, die Bombe platzen zu lassen. Die Nachricht über das Geschwisterchen, das bald kommen wird, habe ich schließlich schon von langer Hand ziemlich clever vorbereitet. Nachdem die Sandkastenfreundin unseres Großen bald große Schwester werden wird, habe ich ihn schon vor Längerem gefragt, ob er auch gerne einen Bruder oder eine Schwester haben würde. Ich war zu dem Zeitpunkt bereits schwanger, er durfte aber noch nichts davon wissen. Niklas hat gleich strahlend bejaht, woraufhin ich ihm erklärte, dass wir dann den Storch um ein Geschwisterchen bitten müssen. Oft habe ich in der folgenden Zeit seine süßen Worte gehört: „Dorch – bitte bring' ein Baby runter!"

Aus der Nummer kommt er jetzt also nicht mehr raus! Nicht anders als erwartet, freut unser Sohn sich riesig, als wir ihm erzählen, dass es nun so weit ist und der Storch uns tatsächlich ein Baby gebracht hat, das jetzt in Mamas Bauch wächst.

Ob er sich – irgendwo in den Tiefen seines Erinnerungsvermögens – entsinnen kann, dass ich bereits einmal schwanger war und wir uns zusammen auf sein Schwesterchen gefreut haben? Ich denke nicht, traue mich aber auch nicht nachzufragen. Niklas soll die Vorfreude auf sein Geschwisterchen ganz unbeschwert genießen können. Ohne Angst haben zu müssen, dass es vielleicht noch einmal schiefgeht und wir am Ende wieder ohne Baby dastehen.

Es reicht schon, wenn ich unter den Erinnerungen leide und sie meine Folgeschwangerschaft überschatten. Doch ich merke auch, dass ich meine Abwartehaltung durch den heutigen Tag ein wesentliches Stück aufgeben konnte. Natürlich ist mir nach wie vor bewusst, dass bis zur erfolgreichen Geburt immer noch allerhand passieren könnte. Zu viele traurige Geschichten habe ich in entsprechenden Foren für „verwaiste Eltern" mitbekommen.

Aber die Wahrscheinlichkeit dafür ist zum Glück nicht sonderlich hoch, nachdem das Baby in meinem Bauch bisher augenscheinlich kerngesund ist. Ich hoffe also, dass ich endlich anfangen kann, diese voraussichtlich letzte Schwangerschaft meines Lebens nur noch zu genießen.

Doch diese Hoffnung wird sich nicht erfüllen.

Das falsche Geschlecht

In den folgenden Wochen stehe ich mir selbst im Weg. Zwei Seelen scheinen in meiner Brust zu schlagen und sich gegenseitig zu bekriegen – ohne einen klaren Sieger. Seit eindeutig feststeht, dass wir einen zweiten Sohn bekommen werden, fühlt sich das manchmal so ... falsch an. Und auch wieder nicht. Ich kann meine widerstreitenden Gefühle selbst nicht wirklich verstehen.

Was genau ist eigentlich mein Problem? Ich habe Angel Maries Seele so oft verzweifelt angefleht, zurückzukommen. In einem gesunden Körper – egal welchen Geschlechts. Und ich habe es doch auch genauso gemeint! Obwohl mein Wunsch nach einem Mädchen nach wie vor groß war, habe ich mich ganz bewusst dagegen entschieden, mir nochmal explizit eines zu wünschen. Oder gar zu versuchen, das Geschlecht bei der Zeugung durch irgendwelche „begünstigenden Maßnahmen" zu beeinflussen, von denen ich doch inzwischen so einige kenne. Zu groß war meine Angst, dass dann noch einmal alles schiefgehen könnte.

Außerdem wollte ich es der Seele unserer Tochter selbst überlassen, in welchem Körper sie wiedergeboren werden möchte. Hauptsache, sie würde überhaupt wiederkommen und dann auch bleiben können. Was würde es beispielsweise bringen, wenn sie das von mir gewünschte Geschlecht hätte und dann im späteren Leben das Gefühl bekäme, im falschen Körper zu leben?

All das führe ich mir immer wieder vor Augen, lasse meine damaligen Gedankengänge noch einmal vor meinem inneren Auge Revue passieren.

Ich habe um ein gesundes Baby gebeten und werde voraussichtlich ein gesundes Baby bekommen. Warum also bin ich nicht hundertprozentig zufrieden, obwohl ich doch einfach nur dankbar sein will für dieses Glück? Wieso geht dieses Gefühl einfach nicht weg, das immer wieder an mir nagt? Das Gefühl, es auch im zweiten Anlauf „versaut" zu haben, dass unsere Tochter endlich bei uns sein kann.

Ich hatte mir doch schon als Teenager gewünscht, einmal eine zu haben. In der letzten Schwangerschaft war ich meinem Ziel schon so nahe. Und nun soll mein Herzenswunsch sich niemals erfüllen? Eine Vorstellung, die mich in manchen Momenten schier in den Wahnsinn treibt.

Und mir steht eine Begegnung bevor, die es wohl nicht gerade besser machen wird: der Besuch von Natalie, meiner lieben „Brieffreundin". Sie ist die Einzige aus meinem ehemaligen Internetforum während der Schwangerschaft mit Angel Marie, die heute noch den Kontakt mit mir hält. In mehr oder weniger regelmäßigen Abständen schreiben wir uns Emails, die oft ein Lichtblick für mich sind und mich wieder aufbauen. Nun soll es so weit sein, dass wir uns endlich persönlich kennenlernen. Natalie, die in der Mitte Deutschlands wohnt, kommt für ein paar Tage nach Bayern, wo ihre Eltern leben. Bei der Gelegenheit haben wir verabredet, dass sie auf einen Abstecher bei uns vorbeikommt.

Ich freue mich sehr auf unser Kennenlernen, habe aber auch ein etwas mulmiges Gefühl dabei. Natalie begleiten wird nämlich neben ihrem Mann auch ihre Tochter Emma. Die Tochter, mit der sie zur gleichen Zeit wie ich schwanger war. Die Tochter, die sie nun im Arm halten kann, während meine auf dem Friedhof begraben liegt. Ich werde also genau das vor Augen haben, was ich jetzt eigentlich auch haben sollte und doch nie haben werde. Wie sich das wohl anfühlen mag?

Unser Treffen verläuft dann aber recht entspannt. Wir verstehen uns auf Anhieb und auch unsere Männer scheinen sich sympathisch zu sein. Die kleine Emma ist zuckersüß. Ich kann mich ehrlich für Natalie freuen, die vor ihrem Wunschkind selbst schon zwei frühe Fehlgeburten verkraften musste. Ja, es tut etwas weh, dass ich jetzt nicht in der gleichen Situation sein kann wie sie. Aber der Gedanke, bald auch ein kleines Wunder im Arm halten zu dürfen, tröstet mich. Wenn es auch nicht das ersehnte Mädchen sein wird. Hierzu äußert Natalie übrigens ihre Meinung: Sie sei froh gewesen zu erfahren, dass wir einen zweiten Jungen bekommen. Denn sie habe selbst schon mitbekommen, dass es einfach Frauen gebe, die ein bestimmtes Geschlecht nicht gesund austragen können.

Diese Theorie höre ich nicht nur von Natalie. War das womöglich tatsächlich der Grund dafür, dass Angel Marie gar nicht in einem gesunden weiblichen Körper wiederkehren konnte? Oder wäre es doch irgendwie möglich gewesen, etwas zu ändern?

Wenn ich beispielsweise René schon einen oder zwei Abende früher verführt hätte? Und wenn er vor dem Liebesakt ein ziemlich heißes Vollbad genommen hätte, anstatt nur zu duschen, wie es bei Mädchenwunsch eigentlich empfohlen wird? Wären dann zum Zeitpunkt des Eisprunges alle Spermien mit Y-Chromosom schon abgestorben und nur noch welche mit X-Chromosom übrig gewesen? Ach, selbst wenn ... Wer sagt mir, dass dann überhaupt eine Schwangerschaft eingetreten wäre? Das Kind gesund gewesen wäre?

Würde, wäre, hätte ... Diese ganzen Überlegungen bringen mich kein Stück weiter, sind überflüssig wie ein Kropf! Es ist, wie es ist. Ich wollte nichts beeinflussen. Nicht versuchen, Schicksal zu spielen. Es hat sich damals doch alles richtig angefühlt – warum fühlt es sich jetzt plötzlich falsch an? Scheinbar habe ich unterschätzt, wie groß der Wunsch nach einer Tochter in mir tatsächlich ist. Doch warum ist meine Wunschvorstellung eigentlich so übermächtig? Das habe ich mich schon tausendmal gefragt.

Geht es mir tatsächlich nur um das „Idealbild" der perfekten Familie, das uns beispielsweise in der Werbung oft vorgegaukelt wird? Vater, Mutter, Brüderchen und Schwesterchen? Will ich unbedingt ein kleines Prinzesschen haben, das ich in Rüschenkleidchen stecken und dem ich ein rosa Zimmer einrichten kann? Nein! So nett diese Vorstellungen auch sind – für mich sind sie bei Weitem nicht der wichtigste Grund. Das sehe ich plötzlich sonnenklar.

Ich wünsche mir wohl darum so sehnsüchtig ein Mädchen, weil ich mein „Miniatur-Ebenbild" heranwachsen sehen will. Quasi die eigene Kindheit als „Betrachter" noch einmal miterleben. Die Vorstellung, dass meine Tochter die gleichen Interessen und Hobbys haben würde wie ich selbst in dem Alter. Die Hoffnung, ihr bei wichtigen Themen des „Frau-Seins" Rat geben zu können, sie eines Tages bei ihrer eigenen Schwangerschaft begleiten zu dürfen. Ja, genau das sind meine Motive.

Aber da ist noch etwas – das Wesentlichste von allen: Es fühlt sich irgendwie so an, als sei der Verlust unserer Tochter jetzt erst so richtig endgültig beziehungsweise unwiederbringlich geworden. Mir ist natürlich klar, dass kein Kind ein anderes ersetzen kann. Aber bisher hatte ich zumindest noch die Hoffnung, wir könnten irgendwann eine gesunde "neue Tochter" basteln. Die schlimme Vergangenheit dadurch gewissermaßen „wiedergutmachen". Dadurch doch noch alles so erleben, wie wir es uns in der letzten Schwangerschaft schon ausgemalt hatten. Nun wird der Platz der Tochter aber für immer leer bleiben. Es ist, als hätte ich Angel Marie noch ein zweites Mal verloren – dieses Mal aber unwiderruflich.

Zum Teufel! Warum muss ich nur so wahnsinnig kompliziert gestrickt sein? Verzweifelt versuche ich gegen meine widerstreitenden Empfindungen und meine wirren Gedanken anzukämpfen. Je mehr ich mich bemühe, desto weniger gelingt es mir jedoch. Und ich hasse mich regelrecht dafür, fühle mich total schuldig. Schuldig dem kleinen, unschuldigen Sohn gegenüber, der mir sein Leben anvertraut hat und gerade in mir wächst. Die Vorstellung, dass er eines Tages verzweifelt um die Liebe seiner Mutter kämpfen muss, zerreißt mir das Herz. Ich hoffe so sehr, dass er meine Gefühlsverwirrungen irgendwie verstehen kann – auch wenn ich das selbst kaum schaffe.

Mir fällt der Hinweis der Hebamme in meiner Frauenarztpraxis wieder ein. Sie sagte, dass jetzt während der Folgeschwangerschaft und auch anschließend, zum Beispiel im Wochenbett, die Vergangenheit nochmal hochkommen könne. Damals dachte ich mir: „Quatsch! Eine neue Schwangerschaft ist sicher wie ein neues Leben!" Aber scheinbar hatte sie doch Recht damit.

So holt mich jetzt nochmal der ganze Schmerz wegen des Verlustes von Angel Marie ein, von dem ich meinte, dass er bereits geheilt sei. Ich dachte, ich könne einfach eine ganz normale Schwangerschaft erleben, die nicht ständig von der düsteren Vergangenheit überschattet ist. Aber vielleicht habe ich mir da etwas vorgemacht, und das ist gar nicht möglich? Wahrscheinlich wird mich das Drama – trotz unseres „Folgekindes" – bis an mein Lebensende begleiten. Das sind ja tolle Aussichten!

Definitive Entwarnung

Gut einen Monat nach dem ersten Termin zur Pränataldiagnostik fahren wir, wie vereinbart, noch einmal in die große Stadt. Der abschließende „Baby-TÜV" steht an. Doppelt hält ja bekanntlich besser.

Dieses Mal sehe ich dem Ganzen relativ entspannt entgegen. Nachdem bei der letzten Untersuchung alles bestens war, wird heute schon nicht gleich etwas total Schlimmes herauskommen. Das hat uns Dr. Klein ja bereits in Aussicht gestellt. Darum haben wir uns entschlossen, diesmal Niklas – den großen Bruder – mitzunehmen.

Nach kurzer Wartezeit werden wir auch schon ins Behandlungszimmer gebeten, wo Dr. Klein uns begrüßt. Beherzt klettere ich auf die Behandlungsliege. Langsam ist diese Untersuchung Routine für mich.

Der Arzt schaut sich noch einmal alles ganz genau an – besonders die Regionen, die beim letzten Mal noch nicht ausreichend sichtbar waren. Alles bestens, wie er uns versichert. Dann gibt es noch ein Highlight: Das Gesicht unseres Babys wird in 3D dargestellt. Wow - was die moderne Technik alles möglich machen kann!

Gebannt beobachten wir auf der Leinwand, wie Dr. Klein das Bild des Kopfes quasi „eingefroren" hat und nun beliebig hin- und herdrehen kann. Hier und da wird etwas Störendes wegretuschiert, das den Blick auf das Gesicht an manchen Stellen verdeckte. Heraus kommt ein Anblick, den man nur als atemberaubend bezeichnen kann.

Da ist nichts Komisches, Schwammiges, wie damals beim 3D-Ultraschall von Angel Marie. Es handelt sich um ein filigranes, perfektes Antlitz. Obwohl man erkennt, dass unser Baby noch nicht wirklich „fertig" ist, kann ich mir schon genau vorstellen, wie es einmal aussehen wird. Unser Sohn! In diesem Moment bin ich einfach nur verliebt in das kleine Wunder in mir. Und wahnsinnig glücklich. Die Untersuchung hätte schließlich auch ganz anders laufen können, das weiß ich aus eigener Erfahrung.

Plötzlich reißt Dr. Klein mich aus meiner Euphorie: „Also, das ist jetzt aber schon eine Unverschämtheit!"

„Hä", denke ich verwirrt, „was in aller Welt meint er denn?" Schmunzelnd klärt der Mediziner mich auf: „Da zeigt das freche Kind mir doch glatt einen Vogel. Wie in dem Werbespot – mein Sohn, mein Stolz, meine Altersversorgung."

Tatsächlich! Jetzt sehe ich die verräterische Handbewegung unseres Bauchzwergs auch. Auf dem einen Ultraschallbild tippt er sich mit dem Zeigefinger an die Stirn. Ich muss grinsen. Dieser Doc ist echt der Hit! Schon bei unserer ersten Begegnung war er uns total sympathisch. Ich freue mich, dass wir uns jetzt noch einmal unter schöneren Umständen begegnen dürfen. Dadurch können wir wieder ein Stück der schlimmen Vergangenheit „überschreiben", wie mein Mann es gerne bezeichnet.

Doch nun ist es an der Zeit, Lebewohl zu sagen. Wahrscheinlich für immer. Da wir keine weitere Schwangerschaft planen, werden wir künftig wohl nichts mehr miteinander zu tun haben. Zum Abschied schüttelt Dr. Klein mir herzlich die Hand, wünscht mir alles Gute.

„Viel Freude an Ihren beiden Söhnen. Ich habe selbst zwei", gibt er mir mit auf den Weg. Es kommt mir beinahe ein wenig verschwörerisch vor. Hat er etwa erraten, wie groß mein Wunsch nach einer Tochter war? Wie dem auch sei – unglücklich sieht er nicht aus mit seinem Schicksal. Und ich werde auch glücklich sein mit unseren beiden bezaubernden Jungs. Dessen bin ich mir plötzlich ganz sicher. Strahlend marschiere ich aus dem Behandlungszimmer – mit zwei Ultraschallbildern in der Hand.

Plötzlich erregt eine Schwangere meine Aufmerksamkeit, die aus einem der Untersuchungszimmer tritt. Ihr trauriger, geschockter Blick spricht Bände. Ich bemühe mich, sie nicht anzustarren, während mir abwechselnd heiß und kalt wird. Keine Ahnung, was genau bei ihrer Untersuchung herausgekommen ist – auf jeden Fall kann es nichts Gutes gewesen sein. Die Frau unterhält sich nun am Tresen in gedämpftem Tonfall mit der Empfangsdame, und ich schnappe das Wort „Fruchtwasseruntersuchung" auf.

Sofort fühle ich mich in meine eigene Vergangenheit zurückversetzt. Ich kann ihr so gut nachfühlen. Weiß genau, welcher Alptraum ihr jetzt bevorsteht. Die arme Frau tut mir so leid, dass es mir für einen kurzen Moment sogar falsch vorkommt, mich über mein gesundes Baby im Bauch zu freuen.

„Du dumme Kuh!", schimpfe ich mich im nächsten Augenblick selbst. „Du hast das selbst doch alles schon einmal durchgemacht. Jetzt ist es für dich einfach an der Zeit, um glücklich zu sein."

Ja – dieses Mal stehe ich auf der anderen Seite. Ich bin eine der strahlenden Schwangeren, die nach der Pränataldiagnostik glückselig das Ultraschallbild ihres Babys betrachten. Eine von jenen, denen ich kurz nach Angel Maries furchtbarer Diagnose am liebsten in ihr grinsendes Gesicht gesprungen wäre.

Das ist eben das Leben – die einen gewinnen, die anderen verlieren. So traurig und ungerecht ich es auch finde: Es wird immer wieder Schwangere geben, die eine schlimme Diagnose für ihr Kind verkraften und damit irgendwie umgehen müssen. Ich bin froh und dankbar, dass ich dieses Mal allem Anschein nach nicht dazu gehöre. Also keine falschen Schuldgefühle und nichts wie raus hier, bevor der Doc es sich doch noch anders überlegt!

Jahrestage

Der Dezember ist nochmals eine schwere, emotionale Zeit für mich. Alles rund um die schlimmen Ereignisse jährt sich nun zum ersten Mal. Den Nikolausabend im Vorjahr haben wir in der Vorahnung verbracht, dass mit unserer ungeborenen Tochter etwas sehr Gravierendes nicht in Ordnung ist. An diesem Tag hatte ich nämlich bei meiner Frauenärztin die Ultraschalluntersuchung in der 24. Schwangerschaftswoche, nach der sie mich bat, zur genaueren Untersuchung in einer spezialisierten Praxis zu fahren. Der 13. Dezember – obwohl kein Freitag – wurde dort zu unserem persönlichen Unglückstag, an dem die schlimmen Fehlbildungen ans Licht kamen.

Wenn ich heute an diesen Abend zurückdenke – den kalten, unsensiblen Professor ... das furchtbare Ergebnis, uns schonungslos hingeknallt ... unsere Welt, von einer Sekunde auf die andere in Trümmern – schüttelt es mich, als würde ich alles soeben noch einmal erleben.

Wenigstens gab es am Tag zuvor einen Meilenstein, der mich eigentlich positiv stimmen sollte: Ich bin am vierten Tag der 26. Woche angekommen – im Fachjargon als „25+3" bezeichnet. Die letzte Schwangerschaft endete bei 25+2 mit Angel Maries stiller Geburt. Diesen „magischen Tag" habe ich nun überschritten, die missglückte Schwangerschaft quasi „überholt". Es gibt also im Prinzip ab jetzt keine Parallelen mehr zu ziehen, nichts mehr zu vergleichen. Zumindest theoretisch – meine Realität sieht leider anders aus.

Ganz schlimm wird es an den Tagen kurz vor Weihnachten. Die Erinnerung an das Geschehene überschattet alles, lässt keine wirkliche Vorfreude aufkommen. Hat dadurch das „Fest der Liebe" nun für immer seinen Zauber für mich verloren? Für den 20. Dezember, Angel Maries ersten Todestag, habe ich ihr einen Strauß roter Rosen fürs Grab gekauft. Es macht mich irgendwie traurig, dass niemand aus der Familie – abgesehen von meinem Mann – mehr über unsere verlorene Tochter redet. Ich habe das Gefühl, als wäre sie durch meine neue Schwangerschaft nicht mehr wichtig. Ob überhaupt noch jemand ab und zu an sie denkt?

Vielleicht ist es ja so, wie andere Betroffene in entsprechenden Foren manchmal bemängeln: Dass die Leute der Meinung sind, es müsse jetzt wieder gut sein, wo man doch ein neues Baby bekommt. Nein! Nichts ist wieder gut. Meine Kleine fehlt mir immer noch so sehr. An Tagen wie heute weiß ich gar nicht, wohin mit meiner Sehnsucht.

Als ich zusammen mit René und Niklas an diesem Abend pünktlich um halb acht – genau zu Angel Maries Sterbestunde – an ihrem Grab stehe, erlebe ich jedoch eine Überraschung. Es war bereits jemand da und hat einen Strauß rosafarbene Rosen hingelegt. Ich bin sehr gerührt und tippe sofort auf meine Mama. Ein Verdacht, der sich später auch bestätigen wird. Es ist so schön zu sehen, dass ich doch nicht alleine bin mit der liebevollen, aber auch schmerzhaften Erinnerung an meine Tochter. Dass sie auch für ihre anderen Verwandten zur Familie gehört, selbst wenn sie nicht bei uns sein kann. Geliebt und unvergessen ...

Ich lege den mitgebrachten Rosenstrauß neben den anderen und stelle eine Kerze auf den Grabstein. Dann hänge ich noch einige Zeit meinen wehmütigen Gedanken nach, erinnere mich an die schlimmen Stunden genau heute vor einem Jahr in der Klinik.

„Tschüss, bis morgen, meine Kleine", verabschiede ich mich schließlich. Ja – am nächsten Abend werden wir wieder ans Grab kommen. Um Punkt acht Uhr – dem Zeitpunkt, an dem ich ein Jahr zuvor Angel Marie geboren habe, ohne ihr jedoch das Leben zu schenken. Zu ihrem ersten „Sternengeburtstag" wird unsere Tochter noch eine weitere Kerze ans Grab bekommen. Mehr haben wir nicht geplant für den morgigen Tag.

Schon öfter habe ich mitbekommen, dass andere „verwaiste Eltern" eine richtige Geburtstagsparty für ihre verstorbenen Kinder ausrichten. Mein Fall wäre das nicht! Für mich gibt es nichts zu feiern an diesem Tag, an dem Angel Marie zur Welt kam, aber doch nicht das Licht der Welt erblicken durfte.

So oft fühle ich mich einsam und verlassen an diesen erinnerungsreichen, emotionsgeladenen Tagen im Dezember. Zwar habe ich ein neues Baby im Bauch – aber dieses Baby ist nicht Angel Marie. Die

Sehnsucht nach unserer verlorenen Tochter droht mich manchmal schier aufzufressen. Wenn ich dann im Dunkeln noch eine Runde durch unser Dorf drehe – ganz alleine, um meine Gedanken zu ordnen –, blicke ich oft hinauf zum Nachthimmel. Um diese Jahreszeit scheinen die Sterne besonders hell zu leuchten. Unzählige funkelnde Punkte, die sich in die Unendlichkeit ausdehnen.

Dorthin, wo unsere Tochter nach ihrem Tod gegangen ist? Der Ort, von dem ihre Seele zurückgekehrt ist, um sich nochmals bei mir zu inkarnieren? Ich weiß es nicht mit Sicherheit. Kann es nur erahnen. Glauben heißt nicht wissen, sagt man doch immer so schön.

Auf jeden Fall sende ich unzählige Stoßgebete hinauf zu den Sternen. Immer und immer wieder flehe ich in Gedanken: „Bitte, bitte mach, dass diese Schwangerschaft ein glückliches Ende nimmt! Ich bin dir so dankbar für unseren Sohn. Lass mich ihn gesund zur Welt bringen. Aber danach ... irgendwann ... lass mich bitte noch einmal schwanger werden. Ich wünsche mir so sehr, noch einer gesunden Tochter das Leben schenken zu dürfen!"

Ja, mein Entschluss wächst in dieser Zeit. Ich weiß, dass mein Mann und ich eigentlich „nur" zwei Kinder haben wollten. In diesem Punkt waren wir uns von Anfang an einig. Doch wenn ich eines aus der Vergangenheit gelernt habe, dann ist es die Tatsache, dass man das Leben eben nicht so genau planen an. Erstens kommt es anders, und zweitens als man denkt.

Und jetzt spüre ich immer deutlicher, dass das Thema Familienplanung mit dieser Schwangerschaft für mich doch noch nicht abgeschlossen sein wird. Ist das nicht total verrückt?

Unser Baby ist noch nicht einmal geboren und ich denke schon ans nächste. Wie kann ich jetzt schon wissen, dass wir nach der Geburt unseres zweiten Sohnes noch nicht komplett sein werden? Muss ich nicht erst mal abwarten, wie es mit zwei Kindern so sein wird, wie es sich anfühlt? Mag sein, dass ich komplett durchgeknallt bin. – Wen würde es wundern nach den Erlebnissen? –

Die Sehnsucht nach einer Tochter brennt so sehr in mir, dass ich es einfach nicht schaffe, sie zu ignorieren. Doch das ist nicht der einzige Grund für meinen Wunsch nach einem weiteren Baby. Diese ganze Schwangerschaft ist überschattet von meinem ständigen Gefühlschaos. Bis zur erlösenden Pränataldiagnostik konnte ich mich gar nicht richtig darauf einlassen, und ehe ich es mich versah, war die Hälfte dieser besonderen Zeit vorbei. Auch jetzt machen die vielen schmerzhaften Erinnerungen an das Zurückliegende mir das Leben oft noch schwer. Ich finde den Gedanken traurig, dass diese emotionale Achterbahnfahrt nun tatsächlich die letzte Schwangerschaft meines Lebens sein soll, möchte so gerne noch einmal alles viel unbelasteter erleben dürfen.

Gleichzeitig habe ich Zweifel bei meinen kühnen Traumvorstellungen. Bekomme ich denn nie genug? Wäre es wirklich richtig, das Schicksal noch ein weiteres Mal herauszufordern? Vielleicht wäre das nächste Baby wieder schwer krank. Möglicherweise würden wir tatsächlich das ersehnte Mädchen zeugen, aber es würde wieder nicht bei uns bleiben können. Und dann? Dann müssten wir nochmal den gleichen Alptraum erleben, und ich wäre schuld daran. Würde unsere Familie das aushalten?

Aber auch aus praktischen Gründen wäre die Entscheidung für ein drittes Kind unvernünftig. Wir haben eigentlich nur zwei Kinderzimmer, bräuchten ein größeres Auto, hätten noch mehr Arbeit und weniger Zeit für uns als Paar, eine größere finanzielle Belastung ... René hat nie ein Geheimnis daraus gemacht, dass er sich nur zwei Kinder vorstellen kann. Würde ich es schaffen ihn umzustimmen? Will ich das überhaupt? Nein – überreden möchte ich ihn auf keinen Fall und mir hinterher möglicherweise Vorwürfe anhören, wenn bei uns das Chaos ausbricht. Wenn, dann muss der Wunsch auch bei ihm da sein, anstatt dass er nur mir zuliebe zustimmt.

Stopp! Ich merke, dass ich mir schon wieder viel zu viele Gedanken um ungelegte Eier mache. Erst einmal diese Schwangerschaft zu einem glücklichen Ende bringen, mich auf unseren zweiten Sohn freuen! Was irgendwann danach kommt – oder auch nicht –, das wird die Zeit zeigen. Wenn es so sein soll, wenn mein Gefühl mich nicht täuscht und wirklich noch eine Seele zu uns kommen will, dann wird es auch passieren. Und die ganzen Dinge, über die ich mir jetzt den Kopf zerbreche, sich von selbst lösen.

Am späten Nachmittag des 24. Dezembers fahren René, Niklas und ich zusammen mit meinen Eltern in die nahe Stadt zur Christmette. Dies ist schon seit Langem zur schönen Gewohnheit geworden. Nur im letzten Jahr habe ich geschwänzt, weil mir absolut nicht nach Kirche zumute war.

Das Gotteshaus ist, wie üblich, gerammelt voll. In einer der vorderen Bänke ergattere ich trotzdem noch einen Platz für mich. Während ich versuche, dem aufgeführten Krippenspiel zu folgen, schweifen meine Gedanken immer wieder ab. Wahnsinn, wie viel sich vom letzten Weihnachtsfest bis heute getan hat! Damals war ich total verzweifelt, hatte mich gerade erst von meinem geliebten Kind verabschieden müssen. Und jetzt trage ich wieder neues Leben unter dem Herzen, werde es schon bald im Arm halten. Noch genau drei Monate bis zum errechneten Entbindungstermin.

In der feierlichen Stimmung der Kirche überwältigen mich meine Gefühle. Die Trauer um Angel Marie ist weit in den Hintergrund getreten. Dankbarkeit und Vorfreude überwiegen um ein Vielfaches. Plötzlich freue ich mich doch auf das Weihnachtsfest, den Heiligen Abend, Niklas' Strahlen beim Anblick des leuchtenden Christbaums und beim Auspacken seiner Geschenke. Das Fest der Liebe, von dem ich befürchtete, dass ich es nie wieder würde genießen können. In diesem Moment fühle ich die Liebe überall um mich herum – und in mir. Ich könnte die ganze Welt umarmen.

Als zum Abschluss des Gottesdienstes wie üblich „Stille Nacht, heilige Nacht" angestimmt wird, ist es endgültig um meine Fassung geschehen. Schon immer hat dieses Lied, welches ich als das Heilig-Abend-Lied schlechthin ansehe, mich ganz besonders berührt. Heute aber bin ich so überwältigt vom Zauber des Augenblicks, von meinen überschäumenden Gefühlen, dass mir die Tränen übers Gesicht laufen. Meine Stimme zittert und ich kann kein einziges Wort mehr mitsingen. Also sitze ich nur still da, schniefe vor mich hin und genieße den Moment. Frohe Weihnachten! Ja – es wird ein frohes Fest werden. Dessen bin ich mir plötzlich ganz sicher.

Ein schlechtes Omen?

Inzwischen sind wir im neuen Jahr angekommen. Dem Jahr, in dem unser Baby zur Welt kommen wird. Und das – im Gegensatz zu den vorherigen beiden – hoffentlich nur Gutes für uns bereithält.

Die Vorbereitungen im zukünftigen Kinderzimmer laufen auf Hochtouren. Das Zimmer, in dem eigentlich Angel Marie hätte wohnen sollen. Es ist während der Schwangerschaft mit ihr komplett im Rohzustand geblieben. So als hätten wir geahnt, dass wir es nicht benötigen würden.

Dieses Mal ist das anders. Nachdem mein Mann und ich im Vorfeld bereits fleißig gespachtelt, verputzt und gestrichen haben, gibt er zusammen mit meinen Eltern „zwischen den Jahren" und bis hin zum Dreikönigstag richtig Gas. Gemeinsam stellen sie in Rekordzeit den Innenausbau fertig. Das Ergebnis kann sich sehen lassen.

Eine weiße Holzdecke zu einem hellbraunen Korkboden in Holzoptik. Drei Wände sind in sehr zartem Hellgelb gehalten und die mit der größten Fläche – gegenüber dem Dachfenster – ziert ein sattes Königsblau. Das weiße Regal und der lange Heizkörper bilden einen tollen Kontrast dazu. Ebenso wie der Wandschmuck aus weiß bemalten Holzsternen und -herzen, den ich selbst gebastelt habe. Mit einem Hängeregal, in das ich zahlreiche Kuscheltiere setze, einigen süßen Accessoires an Wänden und Schiebetüren-Schrank sowie einer selbstgenähten Bärchen-Tischdecke dekoriere ich den Raum liebevoll kindgerecht. Nicht fehlen darf natürlich auch das Mobile über der Wickelkommode.

So – alles ist vorbereitet. Das fühlt sich gut an! Die Fertigstellung des Kinderzimmers war wie eine Art Ritual für mich. Damit ist wieder ein Meilenstein geschafft. Ein wichtiger Schritt, der mich daran glauben lässt, dass tatsächlich bald unser Baby hier wohnen wird. Wenn es auch anfangs wohl überwiegend ein Wickelzimmer sein wird, da der Zwerg in den ersten Monaten sein Bettchen bei uns im Schlafzimmer haben soll.

Langsam werde ich immer sicherer. Die Angst lässt nach, dass auf der Zielgeraden doch noch etwas schiefgehen könnte. Doch schon bald soll mein Optimismus einen Dämpfer bekommen.

Mitte Januar bin ich in der 31. Schwangerschaftswoche wieder einmal zur Kontrolle beim Frauenarzt. Wie gewohnt ist alles bestens, Arzt und Hebamme sind sehr zufrieden mit mir und dem Bauchzwerg. Sehr schön. So darf es weitergehen bis zur Geburt!

Dieses Mal überreiche ich Dr. Gerlach vor der Ultraschalluntersuchung wie besprochen eine leere CD, damit er mir ein paar Aufnahmen darauf brennen kann. Meine frühere Frauenärztin hat mir jedes Mal die entsprechenden Dateien auf meinen USB-Stick überspielt. In dieser Schwangerschaft jedoch habe ich bisher nur von jedem Ultraschall ein kleines, ausgedrucktes Bildchen auf Thermopapier bekommen. Daher freue ich mich auf ein paar hochauflösende Bilder und ganz besonders die kurzen Videosequenzen, auf denen man sehen kann, wie das Herz schlägt und unser Baby sich bewegt.

Nachdem die Untersuchung abgeschlossen ist, warte ich auf dem Flur geduldig, bis die Sprechstundenhilfe mir schließlich die fertig gebrannte CD bringt. Super! Ich freue mich schon total darauf, sie gleich in Ruhe daheim am Laptop anzuschauen. Doch dort kommt dann das böse Erwachen. Das Laufwerk rattert und rattert, aber nichts passiert. Nach einer gefühlten Ewigkeit erscheint ein kleines Fenster mit der Aufschrift „leere CD" auf dem Bildschirm.

Mist! Das darf doch nicht wahr sein! Frust und Enttäuschung machen sich breit. Ich hatte mich doch so auf die Aufnahmen gefreut. Und dann so was!

Diesen Misserfolg will ich nicht so einfach auf mir sitzen lassen. Immer und immer wieder versuche ich es, wische die Unterseite der CD behutsam ab, lege sie nochmals neu ein. Auch der Laptop meines Mannes muss herhalten. Wieder nichts. In meiner wachsenden Verzweiflung krame ich sogar unser altes Vorgängermodell hervor, das eigentlich schon seit Jahren nicht mehr in Betrieb und wahnsinnig langsam ist. Doch auch er kann mir nicht helfen. Die Aufnahmen sind und bleiben verschwunden. Scheinbar ist beim Brennvorgang in der Praxis irgendwas schiefgegangen.

Inzwischen habe ich mich so in die Sache hineingesteigert, dass ich heulen könnte. Dabei versuche ich mir immer wieder selbst zu sagen, dass es doch nicht so schlimm ist. Hauptsache, unserem Baby geht es gut! Da sind so ein paar Ultraschallbilder und -videos doch echt Peanuts dagegen. Außerdem hab ich ja schon die beiden tollen Fotos bei der Pränataldiagnostik bekommen.

Und in einigen Wochen haben wir sowieso das Original hier bei uns zuhause. Live und in Farbe, und vor allem zum Anfassen. Erfahrungsgemäß verlieren sämtliche Ultraschallaufnahmen, die zuvor gehütet wurden wie der Augapfel, dann ganz schnell an Bedeutung.

All das kann mich aber im Moment nicht wirklich trösten. Und ich glaube, ich weiß auch, warum. Unbewusst assoziiere ich die Bilder wohl mit dem Verlauf meiner Schwangerschaft. Befürchte, die Tatsache, dass sie nun verschwunden sind, könnte eine Art schlechtes Zeichen sein. Eine Mahnung, mich nicht in falscher Sicherheit zu wiegen. Weil immer noch etwas schiefgehen, ich doch noch auf den letzten Metern scheitern könnte. Meine unterschwellige Angst vor einer Wiederholung des Schicksals sitzt wohl doch tiefer, als ich mir selbst eingestanden habe.

Aber solche Gedanken will ich gar nicht zulassen. So weit darf es einfach nicht kommen! Kein zweites Mal! Ich weiß nicht, ob ich es noch einmal verkraften würde. Und Niklas – er freut sich doch schon so auf sein Geschwisterchen. Wie sollte ich ihm erklären ...? „Stopp!", rufe ich mich zur Ordnung. „Mit deinem Baby ist alles in Ordnung. Das hat der Arzt dir doch heute erst wieder bestätigt. Nur die Aufnahmen auf der CD sind verschwunden – nicht das Kind in deinem Bauch!"

Etwas beruhigt bin ich schließlich, auch wenn ein schaler Beigeschmack zurückbleibt. So richtig kann ich mir immer noch nicht vorstellen, dass wir in wenigen Wochen tatsächlich wieder ein Baby bei uns haben werden. Aber ich bin doch jetzt schon so weit gekommen. Dieses Mal wird sicher alles gutgehen. Es muss einfach!

Vorbereitung auf das große Ereignis

In den nächsten Wochen bin ich damit beschäftigt, mich auf die Ankunft unseres Folgewunders vorzubereiten. Ich merke, wie gut mir das tut. Irgendwie macht es alles viel greifbarer. Lässt meinen Glauben daran, dass wir unser Baby tatsächlich bald bei uns haben werden, wachsen.

Noch einmal arbeite ich das Buch zu „HypnoBirthing" nach Marie Mongan durch, das ich in der letzten Schwangerschaft in einem entsprechenden Geburtsvorbereitungskurs erhalten habe. Dazu höre ich immer wieder die beiliegende Entspannungs-CD an, mache die Atemübungen und übe mit René die „leichte Berührungsmassage". Nachdem Angel Maries Geburt – trotz der furchtbaren Umstände – so schnell und leicht ging, habe ich Hoffnung, dass die Methode mir bei der bevorstehenden Entbindung zu einer perfekten Erfahrung verhelfen wird. Immerhin ist die Wahrscheinlichkeit auf ein Happy End mit einem gesunden Kind dieses Mal sehr hoch.

Als ich unsere tote Tochter zur Welt bringen musste und das in meinen Augen sehr souverän ohne fremde Hilfe schaffte, habe ich mir geschworen, in Zukunft nie mehr Angst vor dem Thema Geburt zu haben. Was sollte mich nach so einem Erlebnis auch noch schrecken? Schlimmere Umstände kann es bei einer Entbindung doch gar nicht geben. Deshalb würde ich es beim nächsten Mal sicher mit links machen!

Nun, da der „Tag X" unaufhaltsam näher rückt, wächst aber doch mein Respekt vor diesem speziellen Ereignis und das mulmige Gefühl dazu. Es heißt doch immer, dass jede Geburt anders und unberechenbar sei. Man kann nie wissen, welche unvorhergesehenen Wendungen sie nehmen wird oder ob irgendwelche Komplikationen auftreten. Außerdem lässt mich der Gedanke nicht los, dass Angel Marie in der 26. Schwangerschaftswoche noch so klein und zierlich war und einen extrem kleinen Kopf hatte. Vielleicht kam sie ja nur deshalb so reibungslos mit einer einzigen Presswehe aus mir heraus? Wenn ich da zum Vergleich an die Geburt von Niklas denke, mit seinem beachtlichen Kopfumfang von 38,5 Zentimetern ...

Obwohl unsere damalige Kursleiterin Gitti mir angeboten hat, bei einer Folgeschwangerschaft kostenlos wiederholen zu können, haben René und ich uns entschieden, dieses Mal keinen HypnoBirthing-Kurs zu machen. Er wäre mit fünf Samstagnachmittagen doch ein großer Zeitaufwand, und das Ganze ist ja noch gar nicht lange her und darum noch sehr präsent.

Außerdem verbinde ich mit den Erinnerungen daran irgendwie auch die schicksalhafte Schwangerschaft mit unserer verlorenen Tochter. Ein dunkles Kapitel meines Lebens, das ich nicht nochmal „frisch aufrollen" will. Ich brauche einen richtigen Neubeginn – darum ja auch der Wechsel meiner Frauenarztpraxis.

Also habe ich beschlossen, dieses Mal einen „herkömmlichen" Geburtsvorbereitungskurs zu besuchen. Hier im Ort, wo die Hebamme Claudia vor noch nicht allzu langer Zeit ihre geschmackvolle und sehr einladende Hebammenpraxis eröffnet hat. Ich bin ihr immer noch dankbar dafür, dass sie sich nach der stillen Geburt um mich gekümmert hat: Sehr schnell danach war sie unaufgefordert zum Gespräch vorbeigekommen und hatte mich knapp zwei Monate danach zum Erfahrungsaustausch mit zwei anderen Betroffenen eingeladen. Zu diesem Anlass war ich das erste und bisher letzte Mal in ihren neuen Praxisräumen. Ich freue mich darauf, jetzt unter so viel erfreulicheren Umständen wieder hingehen zu können.

Von der ersten Kursstunde an fühle ich mich sehr wohl. Es ist eine angenehme Runde mehr oder weniger kugeliger Frauen im gemütlichen, einladenden Ambiente. Nur bei der anfänglichen Vorstellungsrunde bekomme ich etwas Panik. Jede Teilnehmerin soll kurz ein paar Sätze über sich sagen. Unter anderem, die wievielte Entbindung ihr bevorsteht – also gleichzeitig auch, wie viele Kinder sie bereits hat.

Für mich eine heikle Frage. Entsprechend nervös bin ich, als ich an die Reihe komme. Mein Herz pocht bis zum Hals. Ich spüre alle Blicke auf mich gerichtet, während ich in kurzen, knappen Sätzen meinen

Text aufsage: „Ich habe bereits einen dreijährigen Sohn. Nachdem ich unsere Tochter leider still zur Welt bringen musste, erwarten wir jetzt genau ein Jahr später unser drittes Kind."

Puh – geschafft! Falls ich die anderen geschockt habe, lassen sie es sich nicht anmerken. Also ab sofort abschalten und nur noch genießen! Und das tue ich dann tatsächlich in vollen Zügen.

Ich empfinde es als richtig entspannend, einmal in der Woche für einige Stunden meine beiden „Männer" alleine daheim zu lassen und mich nur auf mich und meinen Bauchbewohner konzentrieren zu können. Wenn man bereits ein kleines Kind hat, läuft die Schwangerschaft ja sowieso nur noch „so nebenher", ohne dass man groß Gelegenheit hat, sie richtig „auszukosten". Diese Zeit im Geburtsvorbereitungskurs wird also gewissermaßen „heilig" für mich.

Außerdem ist es regelrecht heilsam, einfach nur eine ganz normale Schwangere zu sein, die sich mit Gleichgesinnten auf die Geburt ihres Babys vorbereitet. Hier bin ich nicht vorwiegend die mit der schlimmen Vergangenheit.

Claudia macht die Unterrichtseinheiten wirklich erstklassig, verbreitet mit ihrem Witz und Elan eine gute Laune. Ich bin überrascht, wie viele Elemente aus dem speziellen HypnoBirthing-Kurs ich hier wiederfinde, obwohl es doch nur ein „ganz normaler Hechelkurs" ist. Toll! Zwei neue Anregungen der Hebamme sind auch noch dabei. Ich nehme mir vor, sie während der Geburt anzuwenden: Nach jeder Wehe, sprich Welle, soll man einmal geräuschvoll durch die gespitzten Lippen ausatmen und sie so quasi „wegpusten". Und während der Austrittsphase des Kindes den Mund so weit wie möglich aufmachen, weil sich dadurch angeblich auch der Unterleib leichter öffnet und die Gefahr eines Risses sinkt.

Die möglichen Geburtspositionen spiele ich zwar wie die anderen Teilnehmerinnen brav durch, präge mir aber etliche davon nicht wirklich gut ein. Mein Entschluss, es wieder in der Wanne zu probieren, steht ohnehin schon fest. Bei Niklas hat es leider nicht geklappt, und ich musste nach ungefähr drei Stunden – kurz vor der „Endphase" – raus aus dem Wasser.

Nachdem die letzte Kursstunde schließlich vorbei ist, bin ich etwas wehmütig. Aber auch guter Dinge, dass die bevorstehende Geburt zu einem wundervollen, unvergesslichen Erlebnis werden wird. Was in meiner Macht steht, habe ich dafür getan. Ich fühle mich gut vorbereitet und habe eine positive Erwartungshaltung. Beste Voraussetzungen also.

Alles Weitere liegt nicht mehr in meinen Händen.

Gut Ding will Weile haben

Knapp zwei Wochen vor dem errechneten Entbindungstermin: Mein Bauch ist kugelrund. Das Kinderzimmer ist fertig eingerichtet und liebevoll dekoriert, die Babykleidung frisch gewaschen und einsortiert, die Wiege im Wohnzimmer und das Kinderbett im Schlafzimmer sind aufgebaut. Wir haben – mit Hilfe meiner Mama – eine private Fotosession veranstaltet und dabei Fotos von mir mit Babybauch in verschiedenen Outfits gemacht, auf denen großteils auch René und Niklas zu sehen sind.

Ich habe alles erledigt, was ich vor der Geburt noch erledigen wollte – allem voran die Fertigstellung meines Buches über die Schwangerschaft mit Angel Marie und den Abschied von ihr. Dieser Punkt war mir sehr wichtig. Zum einen ist mir klar, dass ich mit frisch geschlüpftem Baby so schnell nicht mehr die Zeit und Muße zum Schreiben haben werde; zum anderen will ich meine Gefühle und Erfahrungen zu Papier bringen, bevor sie durch diesen neuen, hoffentlich durchweg positiven Lebensabschnitt ein Stück weit verblassen.

Ich bin also bereit! Von mir aus kann der Bauchzwerg jetzt ausziehen. Manu, meine „persönliche Wahrsagerin", hat vor Kurzem auf den 21. März als Geburtstermin spekuliert. Das wäre drei Tage vor dem errechneten Entbindungstermin. Aber sie muss ja schließlich nicht immer Recht haben!

Also beschließe ich an diesem Abend etwas nachzuhelfen. Zusammen mit René will ich eine sogenannte „Bauerneinleitung" anwenden. Was nichts anders heißt, als Sex zu haben. Keine Ahnung, woher dieser merkwürdige Name stammt. Jedenfalls habe ich schon so einiges darüber gelesen, dass diese „Methode" in der Lage sein soll, die Geburt anzustupsen – natürlich nur, sofern das Baby schon dazu bereit ist. Im Sperma des Mannes ist nämlich natürliches, wehenförderndes Prostaglandin enthalten, das auch für Geburtseinleitungen als Medikament verabreicht wird. Bei der Entbindung unserer Tochter durfte ich ja schon die Erfahrung damit machen.

Also greifen mein Mann und ich heute zu später Stunde noch an. Obwohl ich den Sex während der Schwangerschaft immer ganz besonders genossen habe – mit meiner Riesenkugel ist es jetzt wahrlich kein Vergnügen mehr. Aber .... wenn's hilft!

Hinterher schläft René schnell ein. Bei mir selbst jedoch ist an Ruhe nicht zu denken. Trotz der mitternächtlichen Stunde bin ich total aufgekratzt.

Mit einem Mal verspüre ich nämlich ein verdächtiges Ziehen im Unterleib. Oder bilde ich mir das etwa nur ein? Kann das Zeug tatsächlich so schnell Wirkung zeigen?

Auf einen Schlag bekomme ich Angst vor meiner eigenen Courage. Alle möglichen Gedanken schießen mir durch den Kopf: „Oh je, was hab ich da nur angerichtet? ... Was, wenn es wirklich jetzt mitten in der Nacht losgeht? ... Die Küche ist doch gar nicht aufgeräumt! Sollte ich ins Krankenhaus aufbrechen müssen, hinterlasse ich so ein Chaos. Was soll meine Mama denn denken, wenn sie vorbeikommt, um Niklas zu betreuen?"

Der vorgeburtliche „Nestbautrieb" scheint auf Hochtouren zu laufen. Zu später Stunde fange ich an, wie eine Wilde herumzuwuseln und aufzuräumen. Die schlimmste Unordnung muss verschwinden, vorher kann ich unmöglich in Ruhe entbinden.

Um kurz vor halb zwei habe ich endlich die nötige Bettschwere und falle todmüde in die Federn. Das komische Ziehen spüre ich immer noch. Meine letzten Gedanken an diesem Tag drehen sich darum, möglichst schnell einzuschlafen. Wer weiß, wie lange ich noch habe, bevor ich von Wehen wieder geweckt werde. Eine halbe Stunde ... oder eine Stunde? Ich mag gar nicht daran denken, in kurzer Zeit schon wieder hundemüde aufstehen und ins Krankenhaus fahren zu müssen ... So ein Mist ... Hätte ich doch ...

Als Niklas mich weckt, fühle ich mich frisch und ausgeruht. Die Sonne lacht vom blauen Himmel. Von verdächtigem Ziehen in meinem Körper keine Spur mehr. Alles hat sich wieder beruhigt. Da scheint eine Dosis Prostaglandin wohl doch nichts zu bewirken. Egal – ich verspüre absolut kein Bedürfnis nach einer Wiederholung der „Prozedur". Mein Entschluss steht fest: Sex werden wir erst wieder haben, wenn ich einige Kilo leichter und um ein Vielfaches beweglicher bin.

Als neue „Taktik" könnte ich es ja mal mit gutem Zureden probieren. Immer wieder versuche ich also in den nächsten Tagen, unser Kind im Bauch zu ködern. Ich erzähle ihm, welch schönes Wetter wir gerade haben und wie wunderbar warm es ist. Wenn das als Lockmittel nicht wirkt – wo das Kleine doch eine Mischung aus Papas und Mamas Genen ist –, dann weiß ich auch nicht mehr.

Nix da! Der Bauchzwerg hat seinen eigenen Kopf und denkt gar nicht daran, endlich auszuziehen.

Langsam werde ich etwas nervös. Bei der letzten gynäkologischen Untersuchung, zwei Wochen vor dem errechneten Entbindungstermin, hat mein Frauenarzt mir einen beinahe verstrichenen Gebärmutterhals und einen leicht geöffneten Muttermund bescheinigt. Eigentlich ideale Voraussetzungen für eine baldige Geburt.

„Wir stellen uns auf einen Achtpfünder ein", meinte er noch mit leichtem Schmunzeln. Na super! Mit jedem Tag, den der Kleine noch in meinem Bauch verbringt, steigt die Wahrscheinlichkeit, dass sich diese Prognose bestätigen wird. Dabei hatte ich doch so sehr gehofft, diesmal kein Riesenbaby auf die Welt bringen zu müssen. Bei Niklas mit seinen 3.965 Gramm und einem Kopfumfang von 38,5 Zentimetern hatte es die Geburt wirklich in sich.

Hebamme Claudia, bei der ich eine Woche vor dem errechneten „Tag X" zur Vorsorge bin, kann mich da wenigstens etwas beruhigen. Nachdem sie meinen Bauch abgetastet hat, meint sie, dass es kein besonders schweres Kind ist, und tippt auf dreieinhalb Kilo. Das hört sich schon besser an! Laut Claudia ist alles in bester Ordnung, meinem Baby geht es gut. Ich kann also beruhigt abwarten und der Dinge harren, die da kommen werden.

Na, wenn das mal so einfach wäre ...

Schluss mit lustig!

Freitag, 21. März 2014. Nun ist der Tag angebrochen, den meine „Lieblingshexe" Manu mir als Geburtstermin vorhergesagt hat. Ich bin erwartungsfroh und gespannt, ob ihre Prophezeiung sich abermals bewahrheiten wird, wie schon damals beim Zeugungsmonat.

Auch heute ist wieder ein wunderschöner, sehr milder Frühlingstag mit Sonne satt, die vom strahlend blauen Himmel lacht. Renés letzter Arbeitstag für lange Zeit. Sollte unser Baby sich bis zum kommenden Montag noch nicht auf den Weg gemacht haben, wird er Urlaub nehmen. Und ab dem Tag der Geburt beginnen dann zwei Monate Elternzeit. Meine Laune könnte also kaum besser sein. Das soll sich allerdings sehr schnell ändern.

Während ich mich noch kurz im Bad aufhalte, ist Niklas wenige Minuten alleine in der Küche. In meinem jugendlichen Leichtsinn habe ich am Vortag dort mein Smartphone auf der Arbeitsfläche liegen lassen. Ein fataler Fehler, der sofort bestraft wird! Als ich dazustoße und sehe, dass unser Sohn das Gerät triumphierend in seinen Händen hält, ist es bereits zu spät.

„Bitte Super PIN eingeben", grinst mir da vom Display hämisch entgegen. Ach du Schreck! Eine Super PIN? Sollte ich so was haben? Keine Ahnung. Wenn, dann irgendwo in den Weiten meines Kellerbüros, wo sich die Papierstapel nur so türmen. Niklas! Dieser kleine Teufel hat doch glatt dreimal hintereinander eine falsche Geheimzahl eingegeben, so dass mein Smartphone jetzt gesperrt ist. Ausgerechnet heute, wo ich – zumindest laut Manu – noch ins Krankenhaus zum Entbinden fahren werde. Und jetzt?

Aufgeregt rufe ich beim Kundenservice an und schildere mein Problem. Die Mitarbeiterin meint, dass ich eine neue Karte zugeschickt bekäme oder auch gerne in den nächstgelegenen Shop fahren und mir dort direkt einen Ersatz abholen könne.

Nun geht das Grübeln los. Der nächste Mobilfunkshop ist knapp 30 Kilometer entfernt. Soll ich wirklich das Risiko eingehen und mich in meinem Zustand noch so weit von daheim entfernen? Was, wenn ich dort in der Stadt dann einen Blasensprung habe und die Wehen urplötzlich einsetzen? Mal ganz abgesehen davon, dass ich an diesem sonnigen Tag eigentlich wieder möglichst viel draußen sein und nicht im Auto herumkurven will.

Ich beschließe also schweren Herzens abzuwarten, bis die neue Handykarte per Post ankommt. Solange werde ich die Kontaktsperre, die mein frecher Sohn mir durch seine Aktion auferlegt hat, wohl akzeptieren müssen. Und wenn unser Baby in der Zwischenzeit schlüpfen will und ich viele meiner Bekannten nicht sofort per SMS darüber benachrichtigen kann, kann ich auch nichts dafür.

Als Niklas seinen Mittagsschlaf hält, nutze ich die Zeit und lege mich im Garten auf die Liege. Mein Nickerchen am Nachmittag hat sich in der Schwangerschaft zu einer schönen Gewohnheit entwickelt. Dass ich es in den letzten Tagen immer draußen abhalten konnte, ist ein echtes Highlight, wenn man die frühe Zeit im Jahr bedenkt.

Heute jedoch kann ich nicht einschlafen, obwohl ich nachts wieder jede Stunde wach geworden und dementsprechend müde bin. Unruhig wälze ich mich hin und her. Schaffe es nicht, eine bequeme Position zu finden. Irgendwann döse ich doch noch etwas ein.

Als Niklas mich wieder aufweckt, fühle ich mich überhaupt nicht mehr wohl in meiner Haut. Es kommt mir vor, als hätte sich irgendetwas Grundlegendes verändert. Bei jedem Schritt habe ich das unangenehme Gefühl, auszulaufen. Auch nachdem ich beim Pinkeln war, wird es nicht besser.

Was hat es damit auf sich? Ist es vielleicht der Schleimpfropf, der während der letzten Monate den Muttermund verschlossen hat und sich jetzt langsam auflöst? Wäre ja mal eine ganz neue Erfahrung. Die letzten beiden Male ist er wohl unbemerkt während der Geburt „verlorengegangen".

Auch meine emotionale Verfassung hat sich geändert. Bisher habe ich jeden verbleibenden Tag der Schwangerschaft genossen, auch wenn es mit dem dicken Bauch oft beschwerlich war. Ich bin meinem Vorsatz gefolgt, noch einmal alle Empfindungen voll auszukosten in dem Wissen, dass es höchstwahrscheinlich das letzte Mal in meinem Leben sein wird. Doch nun fühle ich plötzlich: Es ist genug. Bis hierher und nicht weiter!

Himbeerblättertee kommt mir bereits bei den Ohren raus, Dammmassage habe ich brav gemacht bis zum Abwinken, das Heublumen-Sitzbad ist aufgebraucht. Jetzt muss es doch echt mal reichen! Ich habe keine Lust mehr zum Kugeln und will, dass unser Baby endlich auszieht. Ich bin bereit – bereit loszulassen.

Nach einem langen Tag kommt René endlich heim. Meine Stimmung ist im Keller, obwohl heute sein letzter Arbeitstag für mindestens zwei Monate war und ich mich sehr auf die gemeinsame Familienzeit gefreut habe. Was ist nur mit mir los? Zum Glück geht René mit Niklas noch eine Runde auf den Spielplatz, so dass ich Gelegenheit habe, mich etwas hinzulegen. Zu dem „Auslaufgefühl" ist nämlich noch ein unangenehmes Ziehen im Unterleib gekommen.

Als meine beiden Männer gutgelaunt zurückkommen, wird es Zeit fürs Abendessen. Eigentlich wollte ich, wie beinahe jeden Freitag, einen leckeren Nudelauflauf zubereiten. Aber ich kann mich absolut nicht aufraffen und komme von der Couch nicht hoch.

Irgendwie erscheint es mir falsch, mich jetzt an den Herd zu stellen. Insgeheim warte ich immer noch darauf, dass jeden Moment die Geburt losgeht. Schließlich ist der Tag in wenigen Stunden vorbei. Wenn Manu Recht hat und unser Baby heute noch zur Welt kommen wird, sollte es langsam Gas geben! Startschuss für meine bisherigen beiden Geburten war jeweils ein Blasensprung, dem dann sehr schnell heftige Wehen folgten.

Ich rechne daher damit, dass es diesmal auch wieder so anfängt, wie ich es von meinem Körper kenne.

Wir beschließen, Auflauf Auflauf sein zu lassen und uns stattdessen eine Pizza zu bestellen. Nachdem ich sie mit mäßigem Appetit verspeist habe, lasse ich den Tag vor dem Fernseher ausklingen.

So langsam dämmert mir, dass ich heute wohl nicht mehr entbinden werde. Diese Ahnung bestätigt sich um Mitternacht. Der Tag ist vorbei – nichts ist passiert. Ernüchterung macht sich breit. „Naja", denke ich mir, „Manu kann eben nicht alles vorhersehen."

Der offizielle Entbindungstermin ist ja auch erst der 24. März. Noch dreimal schlafen. Ich hoffe nur, dass ich nicht wieder über Termin gehen werde, so wie bei Niklas. Damals war ich bereits drei Tage „überfällig", ohne dass es auch nur das geringste Anzeichen auf eine bevorstehende Geburt gegeben hätte. Echt ätzend. Trotzdem ging es dann nach dem Blasensprung auf einmal ganz schnell.

Eines habe ich daraus gelernt: Raus kommen sie alle! Und das oft dann, wenn man gerade überhaupt nicht damit rechnet.

Unleidig

In der Nacht auf Samstag – nachdem ich zuvor eine halbe Ewigkeit wach gelegen habe – weckt meine volle Blase mich wie gewohnt fast stündlich. Jedes Mal bemerke ich dabei ein Ziehen im Unterleib. Es ist aber nicht stark genug, um mich anschließend am Weiterschlafen zu hindern. In meinem Körper scheint sich etwas zu tun.

Dieser Verdacht erhärtet sich am nächsten Morgen, als ich neben dem merkwürdigen Ausfluss von gestern auch etwas Blut am Klopapier entdecke. Jetzt bin ich mir sicher, dass der Schleimpfropf dabei ist, sich zu verabschieden. Juhu! Wenigstens ein Anfang. Auch wenn ich schon mehrfach gelesen habe, dass es bis zur Geburt trotzdem noch mehrere Tage dauern kann.

Da ich noch ziemlich gerädert bin, steht René mit Niklas auf und ich darf noch liegenbleiben. Einschlafen kann ich aber nicht mehr, weil ich innerlich zu unruhig bin. Etwas liegt in der Luft!

Unser spätes Frühstück nehmen wir heute aufgrund der warmen Witterung auf der Terrasse ein. Lange hält es mich jedoch nicht auf meinem Stuhl. Das Sitzen ist nämlich – durch ein Druckgefühl auf den Beckenboden – total unangenehm. Irgendwie erinnert mich das sehr an die Stunden der Geburtseinleitung damals im Krankenhaus. In der Cafeteria wusste ich auch kaum, wie ich sitzen sollte, und bin unruhig auf meinem Stuhl hin- und hergerutscht. Dieses Gefühl im Unterleib hatte ich immer direkt nach einem Einleitungszäpfchen für einige Zeit, bis es dann wieder nachließ. Als wenige Stunden nach dem vierten Zäpfchen schließlich die Fruchtblase platzte, setzten quasi sofort heftige Wehen ein, und eineinhalb Stunden später war Angel Marie geboren.

Auch bei Niklas war der Startschuss zur Geburt der Blasensprung. Darum rechne ich insgeheim damit, dass es diesmal wieder so losgeht. Wäre auch wirklich hilfreich, da ich keine Ahnung habe, wie sich der Beginn des Geburtsverlaufs ohne diesen „Startschuss" anfühlt.

Nach dem Frühstück gehen wir eine Runde spazieren. Heute fühle ich mich nicht imstande, mich groß am Gespräch meiner beiden Männer zu beteiligen. Zu sehr bin ich damit beschäftigt, in meinen Körper hineinzuspüren. Während des Gehens kommt immer wieder dieses Druckgefühl im Unterleib auf. Ich bleibe dann kurz stehen und wende die Atemtechnik an, die ich vor über einem Jahr im HypnoBirthing-Kurs gelernt habe.

Nach unserer Rückkehr bereite ich schnell ein Fertiggericht für René und Niklas zu. Ich selbst habe keinen Appetit. Vielmehr zieht es mich in die Badewanne. Ich will jetzt unbedingt herausfinden, um was für Empfindungen es sich da im Moment bei mir handelt. Sollten es „echte" Geburtswehen sein, müssten sie sich im warmen Wasser doch verstärken. Zumindest habe ich das schon oft in Verbindung mit dem sogenannten „Wannentest" gelesen. Ich schnappe mir also den Player mit meiner Meditation-CD und lasse mich genüsslich ins warme Wasser sinken.

Ah! Das tut gut.

Als die vertrauten Klänge ertönen, die ich in den letzten Wochen schon so oft gehört habe, kann ich sofort abschalten und versinke in eine leichte Trance. Ich spüre, wie mein Körper sich entspannt. Von einer Verstärkung der „Wehen" kann also keine Rede sein. Na toll. Also wohl doch noch länger warten, bis der Bauchzwerg sich auf den Weg machen will.

Nach meinem Vollbad schläft Niklas selig, so dass ich weiterhin Ruhe habe und es mir auf der Couch gemütlich mache. Der Druck im Beckenbodenbereich geht in regelmäßigen Abständen weiter. Weder stärker noch schwächer als vor der Wanne, würde ich sagen. Ich atme fleißig nach „Hypno-Art" weiter: Langsam ganz tief einatmen und den Bauch dabei aufblasen wie einen Luftballon, dabei in Gedanken bis zwanzig zählen. Dann, wenn ich das Gefühl habe, kurz vorm Platzen zu sein, ebenso langsam wieder auf zwanzig ausatmen.

Ich wüsste zu gerne, ob das, was in meinem Körper vor sich geht, schon richtige Geburtswehen sind – kann es mir aber nicht vorstellen, da ich diese bisher als extrem heftig und schmerzhaft erlebt habe. Doch da fällt mir ein, was uns Hebamme Claudia im Geburtsvorbereitungskurs als Richtlinie mit auf den Weg gegeben hat, wann man sich auf den Weg Richtung Kreißsaal machen sollte: Erstgebärende bei Wehen im Abstand von fünf Minuten; wenn man nicht das erste Mal entbindet, schon bei zehn Minuten. Ich beschließe also, das jetzt mal im Auge zu behalten und immer zu Beginn der „verdächtigen Empfindungen" auf die Uhr zu schauen.

Eine halbe Stunde später bin ich schlauer. Denke ich.

Oh! Der Abstand lag tatsächlich nur bei jeweils fünf Minuten. Der werdende Papa und ich beschließen daher um fünf Uhr nachmittags, im Kreißsaal anzurufen. Zuerst spricht René kurz mit der diensthabenden Hebamme und erklärt ihr, was Sache ist.

Dann reicht mein Mann nach Aufforderung den Hörer an mich weiter. Die Frau am anderen Ende der Leitung, die sich als Gisela vorstellt, hört sich unglaublich jung an. Sie will wissen, wie es mir geht und wie meine aktuellen Empfindungen sind.

Nachdem ich ihr meinen Zustand so gut wie möglich geschildert habe, meint sie, dass wir gerne vorbeikommen dürfen, dann würde sie mal nach dem Muttermund schauen und ein CTG schreiben. Wenn ich es noch gut aushielte, könne ich aber auch ruhig noch eine Zeit lang zu Hause bleiben.

Mhm, da ist guter Rat teuer! Irgendwie bin ich jetzt genauso schlau wie vorher. Ich kann es natürlich locker noch aushalten. Bin mir ja gar nicht sicher, ob ich überhaupt schon echte Wehen spüre. Andererseits habe ich absolut keine Lust, dass diese dann plötzlich intensiv losgehen und ich unter heftigen Schmerzen noch im Auto herumkurven muss.

Außerdem ist Niklas inzwischen wieder aufgewacht und will mich selbstverständlich in Beschlag nehmen. Ich kann ihn ja schlecht die ganze Zeit wegschicken, weil ich in Ruhe atmen muss. Wenn wir ins Krankenhaus fahren, bin ich aus der Schusslinie und habe die nötige Ruhe, um mich ganz auf die kommenden Ereignisse zu konzentrieren.

Falls sie mich überhaupt dabehalten. Oft genug habe ich nämlich schon mitbekommen, dass hochschwangere Frauen wieder nach Hause geschickt wurden, weil es „falscher Alarm" war. Ich hatte mir fest vorgenommen, so ein – sicher frustrierendes – Erlebnis nach Möglichkeit zu vermeiden. Andererseits will ich jetzt auch wissen, was los ist.

Also beschließen René und ich nach kurzem Beratschlagen, ins Krankenhaus zu fahren. Wir sagen meiner Mama Bescheid, damit sie kurz von nebenan herüberkommt und Niklas abholt. Sie ist wohl ein wenig überrascht, weil wir uns heute tagsüber ein paar Mal über den Weg gelaufen sind und ich dabei mit keinem Wort angedeutet habe, dass eine baldige Geburt bevorstehen könnte.

„Ach, wahrscheinlich kommt ihr gleich wieder heim", mutmaßt sie. Womit sie durchaus Recht haben könnte. Etwas unangenehm ist mir diese Vorstellung schon. Immerhin ist dies schon meine dritte Geburt. Wäre doch echt peinlich, wenn ich diesmal übereifrig im Kreißsaal erscheine, um gleich wieder nach Hause geschickt zu werden! Aber egal – das Risiko muss ich jetzt eingehen.

Wir rufen Renés Eltern auch noch kurz an und teilen ihnen mit, dass es losgeht. Zumindest eventuell. Auch mit meiner Schwiegermutter kann ich mich noch ganz normal unterhalten. Ich bin aufgedreht und guter Dinge. Von wirklichen Schmerzen, die mich aufstöhnen lassen oder gar das Sprechen unmöglich machen, keine Spur. Wahrscheinlich wird unser Ausflug in den Kreißsaal tatsächlich eine Schneiderfahrt werden.

Kurz nach 18 Uhr treffen wir auf dem Parkplatz vor dem Krankenhaus ein. Eigentlich wollte ich meinen Freundinnen und guten Bekannten jetzt eine SMS schicken, die ich für den Tag X bereits als Sammelnachricht vorbereitet hatte: Dass wir jetzt im Krankenhaus sind und sie mir bitte die Daumen drücken sollen. Aber dank Niklas' Telefonaktion geht das ja nicht. Ich werde also ohne ihren geistigen Beistand entbinden müssen, sofern ich nicht ohnehin in einer Stunde unverrichteter Dinge wieder daheim bin.

In aller Ruhe gehen mein Mann und ich die kurze Strecke vom Parkplatz zum Kreißsaal. Wenn sich währenddessen das Spannungsgefühl in meinem Körper wieder aufbaut, bleibe ich kurz stehen und atme nach der „Geburtsatmung", dann geht es weiter.

Die Hebamme Gisela begrüßt uns herzlich. Sie sieht genau so jung aus, wie sie sich am Telefon angehört hat. Und sehr sympathisch. Während ich mich untenrum freimache und sie mir anschließend den Gürtel zur Durchführung des CTGs anlegt, erzähle ich ihr kurz von dem speziellen HypnoBirthing-Kurs, den René und ich bereits in meiner letzten Schwangerschaft besucht haben. Die junge Frau wirkt sehr verständnisvoll und verspricht mir, mich einfach machen zu lassen und sich nur einzumischen, wenn ich Hilfe brauche.

„Jetzt schauen wir mal kurz nach dem Muttermund ...", sagt sie und bemerkt im gleichen Moment, dass ich abrupt im Gespräch innehalte, die Augen schließe und tief einatme.„ ... wenn diese Wehe vorbei ist", ergänzt Gisela. Ich bin ihr sehr dankbar für ihre Feinfühligkeit.

Während der Geburt von Niklas hat die Hebamme ein paarmal direkt während einer Wehe nach dem Stand des Muttermundes geschaut. Damals hätte ich ihr mit dem nackten Hintern ins Gesicht springen können, weil es so weh tat – dachte jedoch, das müsse so sein. Heute darf ich in aller Ruhe diese Wehe zu Ende atmen. Danach erst begutachtet Gisela meinen Unterleib, um nach dem aktuellen „Befund" zu schauen. Es tut diesmal auch gar nicht weh.

Nach kurzer Zeit teilt sie mir mit einem zufriedenen Lächeln mit: „Also, es ist alles schön weich, Gebärmutterhals verstrichen, Fruchtblase steht ..." Insgeheim warte ich schon auf: „aber bis zur Geburt wird es schon noch einige Zeit dauern." Stattdessen höre ich die Ergänzung:„ ... und Muttermund sieben Zentimeter geöffnet."

Was? Ich bin absolut baff und schaue sofort René an, der genauso überrascht zu sein scheint wie ich. Sieben Zentimeter schon? Wie kann das denn sein? Während der Geburt von Niklas hatte ich Horrorschmerzen, bis der Muttermund erst einmal bei vier Zentimetern war. Und jetzt reden wir schon von sieben Zentimetern, obwohl noch gar nichts nennenswert weh getan hat und ich daher auch „echte" Wehen angezweifelt habe. Krass! Scheint diese HypnoBirthing-Methode also tatsächlich zu wirken?

Geburtsverlauf im Zeitraffer

Leider muss die tolle Hebamme sich nach ihrem kurzen Einsatz schon wieder verabschieden, weil ihre Schicht zu Ende ist. An ihrer Stelle kommt nun eine Kollegin, die sich als Doris vorstellt. Nachdem das CTG zu Ende geschrieben ist und keine Auffälligkeiten zeigt, sagt sie, dass ich nun auch gerne vom „Gebärbett" aufstehen und das machen kann, wobei ich mich am wohlsten fühle. Mhm, gute Frage! Ist es jetzt an der Zeit, die verschiedenen Stellungen durchzuprobieren, die wir im Geburtsvorbereitungskurs gelernt haben?

Irgendwie überfordert mich diese Entscheidung gerade etwas. Ich muss erst einmal realisieren, dass ich plötzlich schon mitten drinstecke in der Geburt, obwohl ich insgeheim mit einem „falschen Alarm" gerechnet hatte. Der Moment, auf den ich seit so vielen Monaten gewartet und auf den ich mich fleißig vorbereitet habe, ist da. Unser Baby hat sich auf den Weg gemacht, und schon bald werde ich es – hoffentlich gesund und munter – im Arm halten. Wahnsinn!

„Also, ich würde ja gerne in die Wanne", äußere ich mich etwas zögerlich, „aber die Hebamme in meiner Frauenarztpraxis hat gemeint, dass ich da nicht zu früh rein soll." „Keine Sorge", entgegnet Doris schmunzelnd, „zu früh ist es bei dir bestimmt nicht mehr. Ich lasse gleich mal Wasser einlaufen, das dauert nämlich einige Zeit."

Nachdem die Geburtswanne fertig befüllt ist, holt die Hebamme mich im Kreißsaal ab und bringt mich in den Nebenraum. Über die eingebauten Stufen steige ich ins warme Wasser. Doris legt mir die Entspannungs-CD ein, die wir mitgebracht haben. Sie fragt mich, ob ich einverstanden bin, die Herztöne zu überwachen, weil das normalerweise so Vorschrift ist. Natürlich – Sicherheit geht vor!

„Bald hast du es geschafft", ermuntert Doris mich noch, bevor sie sich diskret nach nebenan zurückzieht und René und mich alleine lässt. Was? Wirklich? Ich bin doch gedanklich noch gar nicht richtig angekommen und soll es tatsächlich schon bald wieder hinter mir haben?

Anfangs knie ich im Vierfüßlerstand in der Wanne, weil ich mir fest vorgenommen habe, diesmal nicht – so wie damals bei Niklas – in einer liegenden Position zu verharren. In den letzten beiden Geburtsvorbereitungskursen, die ich besucht habe, wurde nämlich gelehrt, dass diese Stellung alles andere als ideal ist, um sein Kind auf die Welt zu bringen. Bei der Entbindung von Angel Marie konnte ich bereits feststellen, wie hilfreich es ist, sich die natürliche Schwerkraft im Vierfüßlerstand zunutze zu machen, anstatt das Baby „nach oben Richtung Himmel" zu pressen.

Doch nun, in der Wanne, empfinde ich diese Haltung als sehr unangenehm und unbequem. Die Wehen werden im warmen Wasser innerhalb kurzer Zeit sehr heftig, so dass ich mich instinktiv nach einer Position sehne, in der ich mich besser entspannen kann. Also lege ich mich doch auf den Rücken und stelle fest, dass ich mich so im Moment besser fühle. René steht einfach nur hinter mir und streichelt mich sanft.

Inzwischen haben es die Wehen wirklich in sich. Ich merke aber deutlich, wie gut es mir tut, bewusst mit ihnen zu atmen. Einatmen auf zwanzig, bis der Höhepunkt erreicht ist, dann wieder langsam mit der abklingenden Spannung ausatmen. Zusätzlich zum Atmen lege ich die Hand auf meinen Bauch und nehme in Gedanken immer wieder Kontakt zu meinem Baby auf.

„Bald bist du da ... nicht mehr lange ... der Moment, auf den ich so viele Monate gewartet habe ... er steht kurz bevor ... wir schaffen das ... zusammen!" Auf diese Art und Weise komme ich gut durch die Wehen und empfinde sie außerdem als recht kurz.

Plötzlich spüre ich einen Ruck in meinem Bauch.

„Ich glaub, die Fruchtblase ist gerade geplatzt", teile ich René aufgeregt mit, richte mich schlagartig auf und begebe mich geistesgegenwärtig in den Vierfüßlerstand.

Sofort danach scheint sich in meinem Körper ein Mechanismus in Gang zu setzen. Ganz automatisch, ohne dass ich es verhindern könnte, aber auch, ohne dass ich etwas dazu tun müsste. Sehr bewusst kann ich spüren, wie durch ein starkes Pulsieren mein Kind Stück für Stück nach unten befördert wird.

Das fühlt sich echt abgefahren an.

Nach kurzer Zeit bereits merke ich, dass das Köpfchen schon am „Ausgang" angekommen ist. Wie durch Telepathie erscheint in diesem Moment auch Doris wieder im Raum, um mir in der entscheidenden Phase zur Seite zu stehen. Sie ermuntert mich mitzuschieben, wenn ich das Verlangen danach verspüre.

Ich weiß nicht – tue ich das? Eher habe ich das Gefühl, dass ich gar nichts machen muss und alles ganz von selbst passiert. Obwohl ich vorhatte, diesmal ganz ruhig zu bleiben – bei Niklas habe ich nämlich damals das halbe Krankenhaus zusammengebrüllt –, werde ich jetzt im „Endspurt" doch noch laut. Obwohl ich es eigentlich gar nicht will. Irgendwie scheint auch das von alleine zu geschehen. Mir ist, als werde ich geschrien.

Ich spüre, wie das kleine Köpfchen mich völlig ausfüllt. Mein Unterleib scheint kurz vor dem Zerreißen zu sein. Doch ich könnte nicht einmal mit Gewissheit sagen, ob das, was ich empfinde, wirkliche Schmerzen sind. Es fühlt sich eher nur an wie ein unglaublicher Druck. Eine Anspannung, von der man sich nicht vorstellen kann, dass der Körper in der Lage ist, sie unbeschadet zu überstehen.

Zum Glück erinnert Doris mich jetzt daran, den Mund weit zu öffnen. Im Geburtsvorbereitungskurs hat Claudia uns das ja ebenfalls empfohlen mit dem Hinweis, dass sich dann automatisch auch die Schamlippen und der gesamte Unterleib leichter öffnen, weil beides wohl irgendwie zusammenhängt. Im Eifer des Gefechts habe ich es jetzt aber total vergessen. Ich reiße also meinen Mund auf, so weit ich kann, und hoffe, dass ich damit keine Kieferausrenkung provoziere. Sieht sicher komisch aus. Aber hier geht es schließlich nicht darum, einen Schönheitspreis zu gewinnen.

Die Empfindungen sind nun so heftig, dass es mir unmöglich ist, noch einen klaren Gedanken zu fassen. Zeit und Raum verschwimmen. Mein Geist hat sich wohl irgendwohin verabschiedet. Ich bin nur noch körperlich anwesend, habe die Kontrolle völlig abgegeben und damit auch losgelassen. Lasse ohne Widerstand geschehen, was mit mir passiert. Wieder spüre ich eine Wehe heranrollen, mit unaufhaltsamer Urgewalt. Der Druck in mir scheint sich noch einmal zu verstärken.

Urplötzlich ist alles vorbei. Und fängt doch gerade erst an.

... und dann bist du da!

Die ganze Anspannung verschwindet auf einen Schlag, als das kleine Menschlein aus mir herausschwimmt. Einen kurzen Blick kann ich auf den kleinen Körper erhaschen, bevor er in den „Fluten" versinkt. Vom Wasser direkt ins Wasser. Gibt es etwas Besseres? Ein Traum! Genau so, wie ich es mir für mein Kind immer gewünscht habe. Ganz ruhig darf der kleine Körper noch eine Zeit lang in der Wanne treiben, die Nabelschnur in Ruhe auspulsieren.

Irgendwann sagt die Hebamme, dass ich mein Kind nun herausholen soll, da sich die Nabelschnur etwas um den Hals gewickelt hat. Sie vermittelt mir aber mit ihrer ruhigen Art, dass das kein Grund zur Panik ist. Alles passiert in Harmonie und Ruhe. Behutsam hebe ich das kleine, zarte Wesen aus dem Wasser und lege es auf meine Brust, während Doris seinen Hals von der Nabelschnur befreit und es mit einem Handtuch zudeckt.

Etwas später meint sie: „Wir sollten mal noch nachschauen, ob es auch wirklich ein Junge ist."

Stimmt! Da war ja was. Habe ich nicht insgeheim bis zur letzten Minute gehofft, dass da „doch noch etwas abfällt" – wie ich manchmal scherzhaft erwähnte –, also das Ultraschall-Outing falsch war und ich am Ende doch die ersehnte Tochter bekomme?

Seltsamerweise aber bin ich bei den Worten der Hebamme nun fast ein wenig eingeschnappt.

„Nix da", denke ich mir, „meinen zweiten Sohn lasse ich mir jetzt nicht mehr nehmen! Wäre ja auch noch schöner." Ein kurzer, prüfender Blick der Fachfrau bestätigt, dass das auch nicht passieren wird. Und es ist völlig in Ordnung so.

Es ist, als sei eine riesige Last von mir abgefallen. Die zwiespältigen Gefühle, die mich in der Schwangerschaft oft gequält haben, sind spurlos verschwunden. Mir wird klar, dass ich mich völlig umsonst verrückt gemacht habe. Meine Sorgen, ich wäre vielleicht enttäuscht, weil unser Baby keine „neue" Tochter geworden ist, meine Zweifel, ob diese Tatsache meine Liebe zu ihm irgendwie schmälern könnte – alles kompletter Unsinn, absolut lächerlich! Schon jetzt spüre ich eine unendlich tiefe, bedingungslose Liebe zu diesem vollkommenen Wunder. Liebe in ihrer reinsten Form.

Mein Kind, Jannis. Endlich bist Du da! Du bist so unglaublich hübsch, so perfekt. Dein Gesicht weist schon richtig feine Züge auf, ist nicht so „zerknautscht", wie man es von Neugeborenen oft kennt.

Total entspannt siehst Du aus. Kein Wunder – durftest Du doch ganz sanft im Wasser ankommen, dem Element, das Dir aus den letzten neun Monaten so vertraut war. Und zwar ohne riesengroßes beängstigendes Geschrei deiner Mama, dem Dein armer Bruder während seiner Geburt ausgesetzt war.

Stundenlang könnte ich Dich einfach nur ansehen. Deine kleinen Fingerchen streicheln, den zarten Rücken, das samtige dunkle Haar. Trotzdem muss ich Dich jetzt kurz aus der Hand geben, um mich abduschen zu lassen und aus der Wanne zu steigen. Aber schließlich wartet dein Papa auch schon sehnsüchtig darauf, Dich endlich im Arm halten zu dürfen.

Wenige Minuten später sind wir nebenan im Kreißsaal wieder vereint. Inzwischen wurdest Du auch gemessen und gewogen: 53 Zentimeter „groß", 3.690 Gramm „schwer" und ein Kopfumfang von 36,5 Zentimetern.

Stolze Maße – aber nicht so extrem wie damals bei Niklas. Auch meine Bedenken, einen wahren „Brummer" zur Welt bringen zu müssen, waren also überflüssig. Anders als bei der ersten Geburt blieb mein Damm diesmal zum Glück unversehrt. Nur ein minimaler Scheidenriss ist entstanden und muss sicherheitshalber oberflächlich genäht werden, erklärt mir die hinzugekommene Ärztin.

Oh nein! Doch noch ein Wermutstropfen. Das Nähen nach der Geburt habe ich nämlich als sehr schmerzhaft in Erinnerung, trotz Betäubung.

René drückt Trost spendend meine Hand. Zeigt mir dadurch sein Bedauern darüber, dass ich diese Prozedur nun noch über mich ergehen lassen muss. Aber, welch Wunder: Auch das Nähen ist diesmal überhaupt kein Problem. Ich bemerke es kaum. Schön!

Nachdem Du die U1 bereits mit Bestnote absolviert hast, steht unserem ungestörten Kuschelglück jetzt hoffentlich nichts mehr im Wege. Doris zieht sich diskret zurück und lässt uns drei alleine im Kreißsaal. Als sie einige Zeit später noch einmal nach uns schaut, habe ich Dich gerade zum ersten Mal an meiner Brust angelegt, wo Du gleich gierig trinkst. Mit einem zufriedenen Lächeln, das mir ohne Worte signalisiert: „Okay, hier ist alles in bester Ordnung, und es gibt für mich nichts zu tun", verlässt die Hebamme uns wieder.

Ich bin immer noch völlig überwältigt von den Ereignissen der letzten wenigen Stunden, kann noch gar nicht richtig fassen, dass ich Dich nun tatsächlich schon im Arm halte. War das wirklich alles? Der ganze „Schrecken der Geburt", über den ich mir so viel den Kopf zerbrochen habe. Die vielen Momente, in denen mir beim Gedanken daran ganz mulmig wurde. Wie so oft war die Realität ganz anders. Ein echter Spaziergang. „Auf diese Art und Weise könnte ich noch fünf Kinder bekommen", denke ich mir amüsiert.

Bei Niklas empfand ich den Geburtsverlauf als totalen Horror, dafür aber mit wunderschönem Happy End. Die Geburt von Angel Marie war schön und friedlich, das Ergebnis hingegen der reine Alptraum. Dieses Mal ist mein Glück vollkommen: eine sanfte, leichte Wassergeburt und hinterher Dich, meinen zauberhaften, kerngesunden Sonnenschein im Arm. Besser könnte es unmöglich sein.

Eine Passage der „Lesung des Geburtsgefährten" aus meinem HypnoBirthing-Buch kommt mir in den Sinn:

„Schaffe dir ein lebhaftes Bild des Hochgefühls, das du hast, wenn du dein Kind im Moment der Geburt siehst. Sieh, wie ihr drei zum ersten Mal in diesem Leben eine Verbindung eingeht ... Du wusstest, dass du es kannst. Du hast es gut gemacht, und dieses ekstatische Gefühl wird niemals übertroffen werden."

Oh ja! Dieses beschriebene Hochgefühl ist genau das, was ich jetzt empfinde. Aber zu der Verbindung, die wir zum ersten Mal in diesem Leben eingehen sollen, kann ich nur sagen: Was mich angeht, so habe ich das Gefühl, als müsse diese Verbindung nicht erst geschaffen werden, sondern sei schon längst da.

Da ist absolut nichts Fremdes zwischen uns beiden. Du bist mir so vertraut. Es ist, als würden wir uns schon sehr lange kennen. Als würden unsere Seelen im gleichen Takt klingen. Wie sollte es auch anders ein, wo sie doch nicht das erste Mal ein Stück des Weges zusammen gehen?

Nach einer weiten, beschwerlichen Reise bin ich endlich am Ziel angekommen. So lange musste ich auf Dich warten! Insgesamt 66 Wochen Schwangerschaft und zusätzlich das schier endlose halbe Jahr dazwischen, voller Verzweiflung und Schmerz. Doch das alles spielt nun keine Rolle mehr.

Jetzt – endlich – sind wir wirklich vereint. Können all die Erfahrungen machen, das voneinander lernen, was wir uns für dieses Dasein vorgenommen haben. Und all die Liebe spüren.

Der Kreis hat sich geschlossen. Das Glück hat über die Trauer gesiegt. Ich kann spüren, wie mein verletztes Herz ein großes Stück wieder heil geworden ist.

So unendlich dankbar bin ich, dass Du noch einmal den Weg zu uns gefunden hast. Dass Du uns abermals als Deine Familie gewählt hast. Ich verspreche Dir, alles in meiner Macht Stehende zu tun, damit Du diese Entscheidung niemals bereust.

Wir stehen nun ganz am Anfang einer gemeinsamen Zukunft. Der erste Schritt ist getan. Einer von vielen, die uns unserer letztendlichen Bestimmung näherbringen. Was das Leben für uns bereithält, steht in den Sternen. Aber eines weiß ich mit Sicherheit: Ganz egal, was auch kommen mag – ich werde immer fest an Deiner Seite stehen. Keine Macht der Welt kann uns mehr trennen.

Epilog – Ein Jahr später

Noch ganz genau kann ich mich an den Text erinnern, mit dem wir nach der Geburt Bekannte und Freunde per SMS oder Email informiert haben.

> Jannis, unser gnädiges Geschenk Gottes (= Namensbedeutung), ist sicher und sanft gelandet. Mit seiner Ankunft (im Wasser) am 22.03.2014 – mit 53cm, 3.690g, 36,5cm KU – hat er die Sonne zurück in unser Leben gebracht. Es freuen sich die dankbaren Eltern Sandra und René Wiedemann und der stolze große Bruder Niklas.

Rückblickend betrachtet kann ich sagen, dass ich damit den Nagel auf den Kopf getroffen habe.

Seit nunmehr zwölf Monaten bereichert Jannis unser Leben und macht jeden Tag zu einem großen Geschenk. Wo Verzweiflung und Schmerz waren, hat er Liebe und Glück gebracht. Und unendliche Dankbarkeit. Gefühle, die wohl nur durch den vorangegangenen Verlust derart intensiv empfunden werden können.

In den ersten Lebenswochen hat unser Folgewunder sich als pflegeleichter, scheinbar ewig lächelnder Sonnenschein entpuppt. Alles lief so wunderbar reibungslos.

Bauchschmerzen, stundenlanges Schreien, durchwachte Nächte, sehr unangenehm empfundener Milcheinschuss, schmerzende Brustwarzen beim Stillen ... alles, was ich von unserem ersten Sohn aus der Anfangszeit gewohnt war und worauf ich mich innerlich bereits eingestellt hatte, trat einfach nicht ein.

Innerlich wartete ich dennoch lange auf den sprichwörtlichen „Haken". Meiner Nachsorge-Hebamme Claudia erzählte ich einmal, dass mir das alles fast unheimlich sei. –

Sie sagte daraufhin: „Für alles im Leben gibt es irgendwann einen Ausgleich!"

Ich danke Gott jeden Tag für unseren.

Natürlich lief im letzten Jahr nicht immer alles „wie am Schnürchen". Es gab auch gelegentlich wirklich anstrengende Tage und Nächte. Jannis hat uns gezeigt, dass er seinen ganz eigenen Kopf hat und auch mal richtig frustriert sein kann. Er hängt immer noch an Mamas Brust, obwohl ich mir eigentlich vorgenommen hatte, mit etwa acht Monaten abzustillen, wie damals beim Großen. Ans Durchschlafen denkt er nicht im Traum, und alleine einschlafen will er nicht. Da ist es doch viel schöner, sich „an der Milchbar" in den Schlaf zu nuckeln oder von Papa im Arm gewiegt zu werden.

Zeit für meinen Mann und mich als Paar oder „Einzelperson" bleibt nur sehr wenig übrig. Der Haushalt ist alles andere als perfekt organisiert, und ich bin längst zur Meisterin in „Aufschieberitis" geworden. Auch das Telefon klingelt oftmals vergeblich – sehr zum Unmut meiner Mama. ;-)

All das ist aber nicht wichtig! Weil ich durch die Vergangenheit gelernt habe, was wirklich zählt im Leben. In meinem Leben – und das liebe ich genau so, wie es ist: oft sehr lustig, manchmal stressig, stellenweise chaotisch. Und hin und wieder auch traurig.

Denn natürlich wird der Verlust unserer Tochter immer eine zentrale Rolle in unserem Leben spielen. An manchen Tagen erscheint alles meilenweit entfernt, beinahe wie aus einem anderen Leben. An anderen wieder total präsent, als wäre es erst gestern passiert.

Es ist nicht plötzlich „wieder gut", nur weil wir jetzt unser Folgekind haben. Das empfinde ich auch als völlig in Ordnung so – würde es doch sonst bedeuten, dass wir Angel Marie einfach ersetzt oder gar vergessen haben.

Aber seit Jannis bei uns ist, ist das Erlebte ertragbar geworden. Der dunkle Fleck ein gutes Stück heller. Durch seine Geburt gelang es mir gewissermaßen, mich mit dem Schicksal zu versöhnen.

Dazu beigetragen hat jedoch auch mein Glaube daran, dass Angel Marie mir mit ihrem kurzen Dasein eine Aufgabe übertragen hat. Und dabei helfen wollte, meinen Kindheitstraum endlich zu erfüllen. Denn wie Sie, liebe Leser, bereits mitbekommen haben, bin ich jetzt tatsächlich eine „echte" Autorin.

Mein erstes Buch über Angel Marie („Am Ende aller guten Hoffnung") hatte ich, wie geplant, noch pünktlich zur Geburt von Jannis fertiggestellt. Kurz danach kam jedoch die Ernüchterung, als ich mich im Internet genauer über die Tücken der Verlagssuche informierte. Nach dem, was ich da las, wollte ich meinen Traum von der Buchveröffentlichung beinahe sofort wieder begraben.

Als „Nobody" sei die Chance gleich Null, einen großen, renommierten Verlag zu finden. Die mittleren und kleinen verlangten angeblich immer horrende Zuschüsse vom Autor. Monatelange Wartezeiten, oft nicht mal eine Absage ... es klang trostlos!

Rein „zufällig" – meine Einstellung zum Thema Zufall kennen Sie ja schon aus meinem ersten Buch – schrieb ich dann beim allererersten Versuch gleich auf Anhieb den richtigen Verlag an. Mein Manuskript wurde ohne Wenn und Aber akzeptiert. Ich persönlich bin mir sicher, dass ein kleiner Engel da seine hilfreichen Finger im Spiel hatte ... Mitte November 2014 war es – nach zahlreichen Korrekturen, Verfeinerungen und Gestaltungsschritten – dann endlich so weit! Mein Erstlingswerk kam auf den Markt und konnte von jedem bestellt werden.

Wenige Tage später brachen wir auf zu einer für uns sehr wichtigen Reise: Gran Canaria. Der letzte Aufenthalt dort war mit einem sehr traurigen Beigeschmack verbunden gewesen – kurz nach der stillen Geburt von Angel Marie. Wir hatten damals am letzten Urlaubsabend ein besonderes Abschiedsritual für sie veranstaltet. Und uns geschworen, beim nächsten Mal unter positiveren Umständen wiederzukommen.

Diesmal dann tatsächlich als vierköpfige Familie dort zu sein – anstatt der Trauer unser putzmunteres Baby im Gepäck –, war einfach nur unbeschreiblich. Zwar gab es auch etliche melancholische Momente mit schwermütigen Erinnerungen. Den Großteil der Zeit waren wir aber einfach nur glücklich und haben jede Sekunde genossen.

Vor Ort konnte ich es natürlich nicht lassen, regelmäßig ins Internet zu schauen. So durfte ich die ersten positiven Resonanzen auf mein Buch in über 3.000 Kilometern Entfernung empfangen und gepostete Fotos stolzer Besitzer davon sehen. Ein überwältigendes Gefühl!

Der Abschied von der Insel, die nun so eine besondere Bedeutung für uns hat, fiel allen wieder sehr schwer. Aber daheim warteten ja wichtige Aufgaben auf mich!

Es ging dann auch sehr spannend weiter:

Während Jannis (viel zu schnell) wuchs und (sehr gemächlich) mobiler wurde, bekam ich für meine Buchveröffentlichung viel Lob und wohlwollende Reaktionen. Immer wieder bewunderten Menschen meinen Mut, mit einem derart heiklen Thema an die Öffentlichkeit zu gehen. Wenn auch oft mit einem gewissen Unterton, der mich wissen ließ, dass sie selbst an meiner Stelle „das nicht so offen hätten ausbreiten können".

Mir ist klar, dass ich mit diesem Schritt ein Tabu gebrochen habe. Genau das war auch meine Absicht. Ich wollte, dass keine Frau, die das Gleiche erlebt hat, sich mehr verstecken muss mit ihrem Schicksal! Mein Ziel war, etwas zu bewegen in der Bevölkerung und den Köpfen der Menschen. Und um das zu erreichen, muss man eben manchmal den Sprung ins kalte Wasser wagen.

Von vielen Seiten wurde ich unterstützt bei meinem „Herzens-Projekt", wofür ich ungeheuer dankbar bin. Menschen, die mein Buch aktiv weiterempfehlen. Betreiber spezialisierter Homepages, die es in ihre Literaturempfehlungen aufgenommen haben. Eine Reporterin der örtlichen Tageszeitung, die ein Interview mit mir geführt und einen sehr berührenden Artikel darüber geschrieben hat. Der Radiosender, bei dem ich zu Gast in der Abendsendung sein durfte.

Es ist und bleibt aufregend, und ich bin immer gespannt, was als Nächstes kommt ...

Natürlich war mir von Anfang an bewusst, dass es auch negative Stimmen geben wird. Manche Leute haben mich für meine Entscheidung verurteilt, andere sogar beschimpft oder „verteufelt".

Heute bin ich innerlich so weit gefestigt, um mit solchen Reaktionen gut klarzukommen. Mich stärkt die Gewissheit, dass ich aus Liebe zu meiner Tochter gehandelt habe, um ihr Leid und Schmerzen zu ersparen. Und ich habe unser Folgewunder Jannis, meine persönliche Absolution. Mehr brauche ich nicht für den inneren Frieden!

In den letzten zwei Jahren durfte ich viele Schicksalsgenossinnen kennen lernen. Manche nur „virtuell" (beispielsweise in der von mir gegründeten Facebook-Gruppe „Sternenkind durch Schwangerschaftsabbruch nach medizinischer Indikation", die sich über neue Mitglieder jederzeit freut), einige auch im echten Leben.

Und – es sind keine gewissenlosen, egoistischen Menschen, wie es von leidenschaftlichen Abtreibungsgegnern gerne dargestellt wird. Sondern liebevolle, verantwortungsbewusste Mütter, die für ihre Kinder alles getan hätten. Genau wie ich.

Wir alle wurden vom Schicksal einer Prüfung unterzogen, wie sie härter nicht sein könnte. Unsere Wahlmöglichkeit war sehr begrenzt. Also haben wir uns für das entschieden, was unserer Überzeugung nach das Beste für unsere ungeborenen Kinder war: Wir ließen sie schweren Herzens ziehen. (Vergesst das nie, meine Lieben! Und lasst Euch von niemandem auf der Welt irgendetwas anderes einreden!)

Auch ich bin nach wie vor überzeugte Abtreibungsgegnerin – jetzt vielleicht sogar noch stärker als zuvor. Grundsätzlich würde ich jeder Frau raten, doppelt und dreifach zu überlegen, bevor sie sich zu diesem radikalen, traumatischen Schritt entschließt.

Was Angel Marie angeht, war die Situation damals leider aussichtslos. Es gab keine Rettung für sie. Darum bin ich mir heute auch zu 100 Prozent sicher, die richtige Entscheidung getroffen zu haben. Wenn ich die Zeit noch einmal zurückdrehen könnte, würde ich alles wieder genauso machen.

Ich bin also – allen Unkenrufen zum Trotz – nicht in Depressionen verfallen und auch nicht selbstmordgefährdet! Es ist mir gelungen, einen Weg zu finden, um mit dem Geschehenen zu leben. Gut zu leben. Und seit der Geburt unseres zweiten Sohnes bin ich auch wieder richtig glücklich.

Oft muss ich daran denken: Egal, ob in seinem Körper tatsächlich Angel Maries Seele steckt oder nicht – hätten wir sie nicht verloren, hätten wir ihn nicht bekommen. Unseren einmaligen, unwiderstehlichen Sonnenschein mit dem Lächeln, das ganze Gletscher zum Schmelzen bringen könnte. Damit wäre uns so unglaublich viel entgangen. Ein schlimmer Gedanke!

Immer wieder kommt mir das Zitat eines unbekannten Verfassers in den Sinn, das auf unsere Situation zu passen scheint wie die Faust aufs Auge:

> *„Es ist wahr, dass wir nicht schätzen, was wir haben, bis wir es verlieren. Aber es ist auch wahr, dass wir nicht wissen, was wir vermissen, bis es uns begegnet ..."*

Ende gut – alles gut? Im Prinzip ist es so. Und doch muss ich gestehen, dass es da noch ein kleines „Aber" gibt: Die Sehnsucht nach einer Tochter, die ich mir immer gewünscht habe – nach meiner Tochter –, ist trotz aller Dankbarkeit über unser gesundes Folgewunder geblieben.

Und die „wohlmeinenden" Kommentare einiger Mitmenschen haben es nicht gerade besser gemacht.

Eine Frau aus dem Dorf beispielsweise, die kurz nach der Geburt an unserem Garten vorbeikam, hat mir über den Gartenzaun hinweg gratuliert und im gleichen Atemzug festgestellt: „Jetzt fehlt nur no's Mädla!" Salz in meinen Wunden!

Solche oder ähnlich gedankenlose Sprüche bekam ich öfter von verschiedenen Personen zu hören. Scheinbar kursiert in der Bevölkerung die einhellige Meinung, dass man nicht als vollwertiges Mitglied der Gesellschaft zählt, wenn man nicht von beiden Geschlechtern mindestens ein Kind vorweisen kann.

Es ist ja wirklich nicht so, dass ich mir kein Mädchen gewünscht hätte. Ganz im Gegenteil. Aber mein Mann und ich haben uns nun mal „nur" zwei Kinder vorgenommen. Dass es jetzt zwei Jungs sind, sollte wohl einfach so sein ...

Wahrscheinlich aber kannten die Leute einfach nicht die genauen Hintergründe und hatten daher keine Ahnung, wie verletzend ihre Ratschläge bei mir ankamen. Ratschläge sind bekanntlich auch Schläge! Wirklich übel kann ich ihnen ihre unbedachten Äußerungen jedoch gar nicht nehmen.

Immerhin frage ich mich selbst manchmal, ob ich ein derart elementares Lebensziel so einfach abhaken kann. Nicht immer insgeheim mit leisem Neid auf die Töchter anderer Elternpaare schielen muss. Sicher werde ich auch mit unseren zwei wunderbaren Söhnen glücklich und zufrieden bis ans Ende meiner Tage leben. Nur eben immer mit diesem kleinen Wermutstropfen. Dem fehlenden i-Tüpfelchen – der Wunschtochter, mit der ich mich am Ziel all meiner Träume wähnte.

Aber: Wäre ich mit dieser ersehnten Tochter tatsächlich noch glücklicher? Ist das überhaupt möglich? Muss es wirklich so sein?

Bestimmt gibt es auch auf diese Fragen Antworten. Irgendwo „da draußen", in den Weiten des Universums – oder doch in mir selbst? Vielleicht soll ich ja lernen, dass sich in diesem Leben nicht alle Sehnsüchte erfüllen können? Oder werden mein Mann und ich eines Tages tatsächlich alle Vorsätze und „Vernunft" über Bord werfen und doch noch einen Versuch starten?

Wer weiß ...

Schlusswort – Bonuskapitel

Vom Schreiben des letzten Kapitels bis zur Veröffentlichung ist einige Zeit vergangen. Zeit, in der die Welt sich weitergedreht hat und viel Wunderbares in meinem Leben passiert ist.

Um Ihre Geduld, liebe Leser, nicht überzustrapazieren, habe ich mich dagegen entschieden, noch ein drittes Buch zu schreiben. (Zumindest über dieses Thema. Der Schreiberei allgemein will ich treu bleiben.) Ich möchte Sie aber auch nicht ganz im Ungewissen lassen.

Darum hier die Ereignisse in Kurzform:

Im Sommer 2015 haben wir wieder Urlaub auf „meiner" Insel Mallorca gemacht. Das erste Mal zu viert, und natürlich wieder direkt am „Ballermann". Ich merkte aber, dass es für mich nicht mehr das Gleiche war wie früher, in meinem alten Leben. Die unbeschwerte Fröhlichkeit der feiernden Massen passte einfach nicht mehr zu mir. Und die Erinnerung daran, wie drei Jahre zuvor genau hier alles so hoffnungsvoll begonnen hatte, was Monate später dann im Drama endete, riss alte Wunden wieder auf. Nicht nur einmal saß ich abends, als die Kinder schliefen, tränenüberströmt auf unserem Balkon und hörte die Gesänge aus dem benachbarten Bierkönig, anstatt hinüberzugehen und mitzufeiern.

Eines Abends sprach mein Mann das Thema an, das ich schon seit Monaten mit mir herum schleppte: weitere Familienplanung. Wir hatten vereinbart, in diesem Sommer gemeinsam zu entscheiden, ob wir noch einen Versuch starten oder das Thema endgültig abschließen. Insgeheim hatte ich Angst vor dieser Aussprache. Wusste ich doch, dass René mit zwei Kindern an der Hand eigentlich „fertig" war und sich nicht noch weitere vorstellen konnte. Ich ja ursprünglich auch nicht. Eigentlich war unser Lebensplan klar definiert gewesen. Ja – eigentlich.

Eigentlich hätten wir auch längst eine Tochter bei uns haben sollen. Stattdessen lag sie nun im feuchten Grab. Und mich ließ diese schreckliche Sehnsucht einfach nicht los, drohte mich manchmal schier von Innen aufzufressen. Was also, wenn mein Mann jetzt sagen würde, dass er mit dem Thema wirklich durch wäre, ich meinen Traum endgültig würde begraben müssen? Hatte ich genau das doch schon so oft versucht – leider ohne Erfolg.

Tatsächlich diskutierten wir sehr lange an diesem Abend auf dem Balkon unseres Urlaubsappartements, ohne zu einer Einigung zu kommen. All die Argumente meines Mannes spukten ja auch in meinem Kopf herum, schienen alles so wahnsinnig kompliziert zu machen.

Ja – die Entscheidung für ein drittes Kind würde etliche „Schwierigkeiten" mit sich bringen und schien daher auch ziemlich unvernünftig zu sein. Auf der einen Seite waren die materiellen Aspekte. Es gab aber andere Punkte, die mir noch mehr Kopfzerbrechen bereiteten: Sollten wir es tatsächlich wagen und das Schicksal ein weiteres Mal herausfordern? Und das, obwohl wir genau wussten, wie furchtbar schief alles gehen konnte.

Was, wenn wir nochmal so einen Verlust verkraften müssten? Oder am Ende dann ein schwer krankes Kind zu Hause hätten mit all der Belastung, die dies mit sich brächte? Würde unsere Familie das aushalten? Und das nur, weil ich nicht zufrieden sein konnte mit dem, was ich hatte.

Aber auch, wenn das Kind gesund und vielleicht sogar das ersehnte Mädchen wäre: Würden wir wirklich mit drei Kindern klarkommen? Über diese Konstellation hatte ich mir früher nie Gedanken gemacht, weil meine Vorstellung bei zwei Kindern eigentlich aufhörte.

Hinzu kam meine Angst, unsere Familien würden sich über ein weiteres Enkelkind nicht freuen, sondern könnten vielmehr erschrocken sein beziehungsweise uns sogar für verrückt erklären. Wie ich aus einigen Aussagen herausgehört hatte, schienen sie fest davon auszugehen, dass unsere Familienplanung abgeschlossen war. Zwei Kinder waren schließlich „normal" und lagen gesellschaftlich völlig im Rahmen. Mit drei oder mehr Kindern war man doch irgendwo schon ein Exot – zumindest bildete ich mir das ein.

Die Vernunft sagte also ganz klar „Nein" – mein Herz schrie dafür umso lauter „Ja".

Mein Mann gab noch zu bedenken, dass wir bei einem weiteren Kind ja auch keine Garantie auf das erhoffte Mädchen hätten. Darüber war ich mir natürlich vollkommen bewusst, hatte aber irgendwie das sichere Gefühl, dass wir keinen dritten Sohn bekommen würden. Bisher war meine Vorahnung bezüglich des Geschlechts bei allen Kindern richtig gewesen. Und jetzt ließ mich die Vorstellung einfach nicht los, dass da noch eine weibliche Seele zu uns kommen wollte. Ich sah sie beinahe schon in unserer Mitte - beim Spaziergang im Kinderwagen liegen oder an der freien Stelle auf dem Familienporträt.

Ohne zu einer Einigung gekommen zu sein, gingen wir schließlich spätabends schlafen. Es schien aussichtslos, eine Lösung zu finden. Ich wünschte mir noch ein Kind – mein Mann nicht. Bei diesem Thema wollte ich ihn aber auf keinen Fall überreden. Wenn, dann musste er auch mit ganzem Herzen dahinterstehen. Würde es dann schiefgehen oder sehr schwierig werden, wäre es auch nicht meine Schuld, sondern das Ergebnis unseres gemeinsamen Entschlusses.

Am nächsten Morgen beim Frühstück sagte René mir plötzlich ganz unerwartet, er sei doch einverstanden, es noch einmal zu versuchen. Auch für ihn wäre die Verlockung groß, vielleicht doch noch eine kleine Prinzessin haben zu können. Ich freute mich sehr, dass er ebenfalls bereit war, noch eine Seele zu uns einzuladen – wollte aber auch nichts erzwingen.

Ein Jahr würde ich uns Zeit geben. Wenn es dann nicht passiert wäre, sollte es wohl doch nicht sein, und ich würde mich auch zu alt fühlen. 38 Jahre war wirklich meine „magische Grenze" zum Entbinden. Es würde also so oder so unser allerletzter Anlauf sein, dessen war ich mir bewusst. Auch wenn der Fall eintreten würde, über den ich nicht einmal nachdenken wollte; es sein könnte, dass ich noch einmal einen Verlust in der Schwangerschaft verkraften muss. Dann würde ich es ebenfalls dabei belassen. Noch einmal ein Kind zu Grabe tragen und anschließend nochmals von ganz vorne anfangen – dafür hätte ich weder körperlich noch seelisch die Kraft.

Nachdem wir uns nun doch noch einig geworden waren, beschloss ich, die Gelegenheit gleich zu nutzen. Ich nahm allen Mut zusammen und schickte – wieder am letzten Urlaubsabend beim Strandspaziergang – noch einmal meine „Bestellung" hinauf in den Sternenhimmel. Dieses Mal achtete ich noch genauer auf die Wahl meiner Gedanken, um eventuelle störende Einflüsse fernzuhalten.

> *Danke, dass ich nächstes Jahr unsere körperlich und geistig völlig gesunde Tochter zur Welt bringe, die unser Familienglück vollkommen macht!*

Mit unserer Heimkehr aus Mallorca endete auch meine Periode, die die ganze Urlaubswoche lang angehalten hatte. Wir befanden uns damit gleich im ersten „Übungszyklus". Bisher hatten wir keine extra Verhütungsmethoden angewandt, sondern nur die „natürliche Familienplanung" mittels Zyklusbeobachtung. Da mein Eisprung auch nach der Geburt von Jannis zuverlässig am 21. Zyklustag stattfand, hat das gut funktioniert. Vielleicht aber auch eher darum, weil der potentielle Papa bisher sein Einverständnis noch nicht gegeben hatte.

Nachdem wir eine Woche wieder daheim waren, verführte ich meinen Mann in der Nacht von Samstag auf Sonntag. Spontan dachte ich mir dabei: „So, und heute machen wir unsere Tochter!" Keine Ahnung, wie ich darauf kam. Eigentlich wäre es noch zu früh gewesen, da mein Eisprung erst in einer Woche anstand. Doch dass „eigentlich" nicht funktionierte, hatten wir ja schon ausgiebig bewiesen. Erst recht nicht, wenn das Universum seine Finger im Spiel hat ...

Es kam also, wie es kommen musste. In diesem ersten „Übungszyklus" fand mein Eisprung plötzlich auf wundersame Art drei Tage früher statt als in allen anderen Monaten. Und auch dieses Mal wurde ich gleich auf Anhieb, beim einzigen Mal „üben" während der fruchtbaren Zeit schwanger. Wieder lieferte das Universum sofort.

Es gab so viele Parallelen zur Schwangerschaft mit unserer Sternentochter, dass mir manchmal fast angst werden konnte. Sogar der Wochentag des erfolgreichen Liebesaktes und des Eisprunges waren gleich. Der von mir selbst errechnete Entbindungstermin war der 13. April 2016 – Angel Marie hatte damals den 3. April 2013.

Von Anfang an hatte ich das Gefühl, dieses Mal wieder ein Mädchen in mir zu tragen. Und als ich in der siebten Schwangerschaftswoche sogar einen Namen für sie „übermittelt" bekam, ohne zuvor darüber nachgedacht zu haben, verstärkte dies meine Vorahnung beinahe zur Gewissheit. Sollte sich meine größte Sehnsucht tatsächlich noch erfüllen? Mit drei Jahren „Verspätung" doch noch alles perfekt werden?

Ein Spruch von Oscar Wilde fiel mir ein, den ich mal irgendwo im Internet gelesen hatte:

> *„Am Ende ist immer alles gut. Und wenn es noch nicht gut ist, dann ist es noch nicht das Ende."*

Ich wagte kaum zu hoffen, dass es tatsächlich so sein könnte ...

Doch genauso kam es dann. Pünktlich am 13. April um 9.07 Uhr erblickte unsere entzückende Tochter Finja Sophie das Licht der Welt.

Die letzten Wochen der Schwangerschaft waren – anders als gewohnt – eine ziemliche Quälerei, und auch die Geburt wurde mir nicht so leicht gemacht wie die unseres ersten Folgewunders. Doch vielleicht sollte auch das so sein, um mir den endgültigen Abschluss dieses Kapitels leichter zu machen. War ich doch immer so gerne schwanger gewesen ...

Das Gefühl, unsere Tochter schließlich in der Geburtswanne auf der Brust liegen zu haben, zu sehen, dass sie kerngesund ist - und tatsächlich ein Mädchen ...

Dieses Gefühl war einfach unbeschreiblich. Ich kann nicht in Worte fassen, was es mir bedeutet, dass sich mein Lebenstraum zu guter Letzt doch noch erfüllt hat. Der Traum, dessen Erfüllung ich mich einst schon so nahe wähnte, den ich danach meinte, für immer begraben zu müssen, und der mich doch Tag für Tag verfolgte.

Das Beste kommt zum Schluss? So möchte ich es nicht ausdrücken, denn das würde meine beiden wunderbaren Söhne abwerten. Für mich bringt es eher „Das war die Pflicht, jetzt kommt die Kür" auf den Punkt. Nach Niklas und Jannis hatte ich meine beiden Kinder an der Hand, die ich mir einst „vorgenommen" hatte, und somit das Soll erfüllt.

Mit Finja Sophie habe ich nun gewissermaßen als Zugabe noch ein „Bonuskind" dazubekommen, das zwar ursprünglich nicht geplant, dafür aber umso mehr ersehnt war. Und die Tatsache, dass ich sofort nach der Zustimmung des jetzt so stolzen Papas schwanger geworden bin und sie auch genau am errechneten Entbindungstermin geboren wurde, zeigt mir, dass die Seele wohl nur darauf gewartet hat, zu uns zu kommen.

Wir sind nun komplett, unser Glück ist vollkommen, und auch die großen Brüder sind ganz vernarrt in ihr Schwesterchen. Alle zuvor befürchteten Probleme lösten sich in Luft auf. Wir fanden ein schönes, bezahlbares Auto, unsere Familien freuten sich sehr mit uns. Die beiden Jungs teilen sich gerne ein Kinderzimmer, und wenn das nicht mehr klappt, kann unser Ältester im Keller sein eigenes Reich bekommen.

Was mich angeht, so habe ich das Gefühl, dass meine Wunden jetzt erst richtig und endgültig heilen können. Die „leere Stelle" in unserer Familie wurde neu besetzt, der dunkle Fleck auf meiner Seele wieder mit Licht gefüllt. Wenn ich darüber nachdenke, was sich in den letzten Jahren alles „Magisches" ereignet hat in meinem Leben, ist es doch wirklich unmöglich, nicht zu glauben!

Und das wünsche ich auch Ihnen von Herzen, liebe Leser. Für den Fall, dass Sie selbst in einer verzweifelten Situation sind oder waren: Mögen auch Sie Ihren Glauben wiederfinden oder neu entdecken! Denn schon in der Bibel steht geschrieben: „Alles ist möglich dem, der da glaubt."

Heute bin ich überzeugt davon, dass alles, was ich erlebt habe, einen Sinn hatte und vorgesehen war, um einen „höheren Plan" zu erfüllen.

So wie wohl alles im Leben aus einem bestimmten Grund passiert, auch wenn wir ihn nicht immer auf Anhieb erkennen können.

Abschließen möchte ich darum mit einem meiner Lieblingszitate (und damit höre ich auch auf mit den schlauen Sprüchen):

„Das Leben kann man nur rückwärts verstehen, es muss aber vorwärts gelebt werden." (Søren Kierkegaard)

Ich denke, ich habe verstanden.

Danksagung

Ich danke dem Schicksal, das mich den richtigen Menschen begegnen und die richtigen Entscheidungen treffen ließ, so dass alle meine Träume letztendlich wahr werden konnten.

Anmerkung

Die Handlung dieses Buches ist *nicht* frei erfunden. Alles Geschilderte enspricht 1:1 meinen wahren Erlebnissen und Erfahrungen.

Die Namen der erwähnten Personen habe ich jedoch geändert – es sei denn, sie wollten ausdrücklich mit ihrem realen Namen genannt werden.

Ich freue mich immer sehr über Post meiner Leser. Egal, was Ihr auf dem Herzen habt: Fragen oder Feedback zum Buch, Austausch über Euer eigenes Schicksal oder einfach nur „Hallo sagen" – schreibt mich gerne an!

Zu erreichen bin ich über Facebook oder unter meiner E-Mail-Adresse: **sandra.wiedemann.autorin@gmx.de**

Mindestens genauso sehr freue ich mich über Eure Rezension (z. B. auf Amazon). Darin sehe ich eine besondere Wertschätzung für die Arbeit und das Herzblut, welche(s) ich in dieses Buch gesteckt habe.

Herzlichen Dank!

Sandra Wiedemann

Sandras ganze Geschichte:

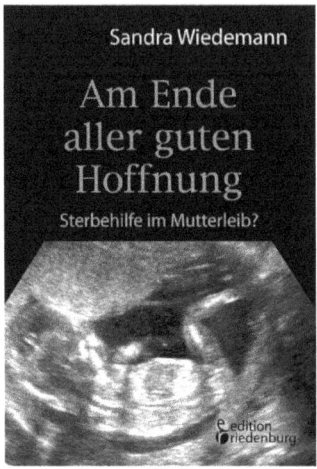

Die vierunddreißigjährige Sandra ist überzeugte Optimistin mit schier unerschütterlichem Vertrauen ins Leben. Den vermeintlich „guten Draht nach oben" will sie sich zunutze machen und bittet um die Erfüllung ihres Herzenswunsches: Nach dem putzmunteren Sohn soll eine kerngesunde Tochter das Familienglück krönen.

Das Universum „liefert" zwar unverzüglich – allerdings mit einem furchtbaren Fehler, wie sich in der 25. Schwangerschaftswoche herausstellt. Die brutale Prophezeiung der Ärzte, das vollkommen gesund geglaubte Kind sei nicht lebensfähig, bringt die heile Welt der werdenden Mutter zum Einsturz.

Gleichzeitig wird eine schier unmenschliche Entscheidung von der Schwangeren gefordert: untätig abwarten, bis das Schlimmste eintritt – oder dem Schicksal vorgreifen und ihr ungeborenes Baby erlösen.

„Am Ende aller guten Hoffnung" ist der ehrliche Erfahrungsbericht einer jungen Mutter zum Thema Schwangerschaftsabbruch.

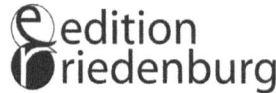

Lyrik für trauernde Mütter:

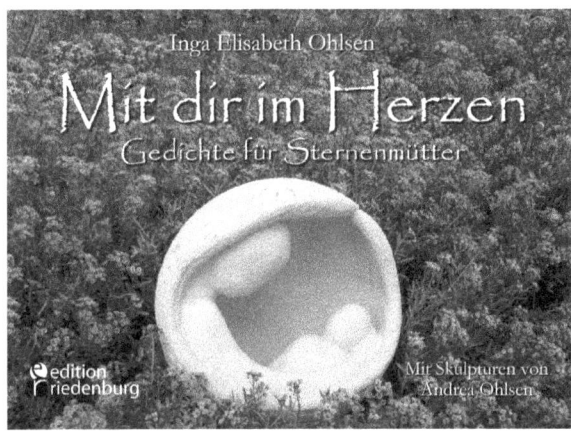

„So unergründlich die Trauer mir scheint,
die Facetten und Dimensionen,
die Vielfalt des Lebens in ihr vereint,
will sie ganz und gar mich bewohnen."

Die Autorin Inga Elisabeth Ohlsen hat selbst erlebt, wie es ist, sein Kind zu den Sternen gehen lassen zu müssen – und dennoch in Liebe mit ihm verbunden zu bleiben. Einfühlsam begleitet sie in ihren Gedichten andere Eltern, Verwandte und Freunde auf dem Weg durch die Trauer.

Behutsam in die Natur eingebettete Skulpturen von Andrea Ohlsen, Ingas Mutter, drücken das aus, was nicht in Worte zu fassen ist.

Die Gedichte und Fotos laden zum Vorlesen und Verweilen ein und ermutigen die Eltern, der Trauer um ihr geliebtes Sternenkind Raum zu geben.

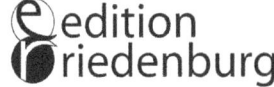

Neue Kraft schöpfen:

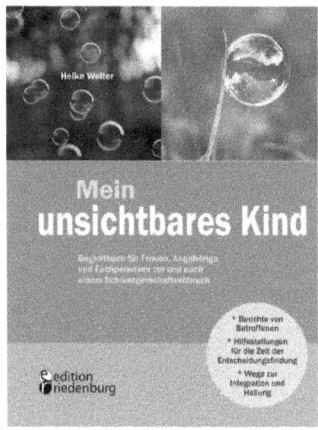

Im Begleitbuch **„Mein unsichtbares Kind"** von Heike Wolter kommen neben der Autorin in Interviews Frauen zu Wort, die sich aufgrund verschiedener Gründe für einen Schwangerschaftsabbruch entschieden haben.

Das Buch erhebt den Anspruch, das eigene Ich wahrzunehmen, sensibel zu werden für die Bedürfnisse anderer und offene Informationen zu erhalten.

Nach einer Fehlgeburt, stillen Geburt oder dem Tod eines Neugeborenen ist keine Schwangerschaft mehr so unbeschwert wie zuvor. Aus diesem Grund gibt es das Begleitbuch **„Meine Folgeschwangerschaft"** von Heike Wolter.

Zentrales Element sind die gemischten Gefühle und besonderen Herausforderungen der bewegenden Monate vor, während und nach einer Folgeschwangerschaft.

Außerdem von Heike Wolter bei der edition riedenburg erschienen:

Mit Liebe berühren – Erinnerungsalbum nach einem Schwangerschaftsabbruch

~ sowie weitere Erinnerungsalben nach Verlust ~

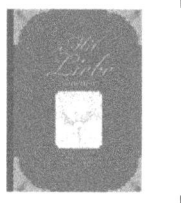

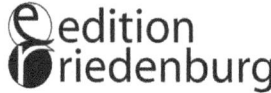

Gut informiert gebären:

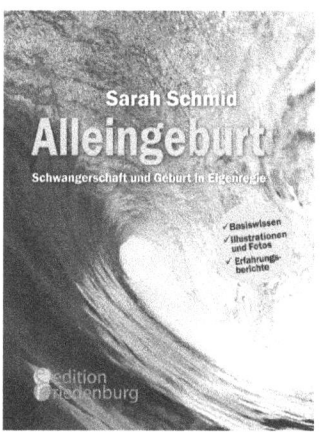

Ein Kind bekommen, einfach so? Ohne Krankenhaus, Hebamme und Anleitung zum Pressen?

Gelegentlich passiert es, dass das Baby schneller war als die Hebamme. Dann sind die Beteiligten zumeist erleichtert, dass trotzdem alles gut ausgegangen ist.

Aber wie verhält es sich mit jenen Frauen, die ihr Kind ganz bewusst bei einer sogenannten „Alleingeburt" auf die Welt bringen und auf Standardvorsorgen während der Schwangerschaft sowie eine (technische) Überwachung durch professionelle Geburtshelfer verzichten?

In **„Alleingeburt"** erklärt die Ärztin und sechsfache Mutter Sarah Schmid, wie die Geburt in Eigenregie zu einem glücklichen Ereignis werden kann. Und sie gibt Antworten auf wichtige Fragen rund um eine selbstverantwortete Schwangerschaft und Entbindung.

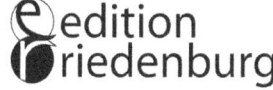

Schlaf, Kindlein, schlaf:

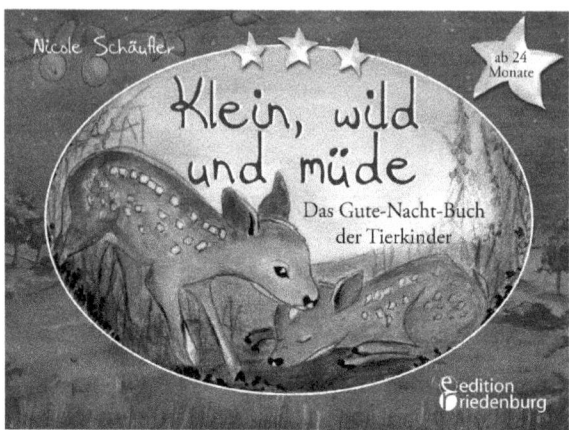

* Für kleine, wilde, müde Menschenkinder ab 24 Monate *

Rehlein, Füchse, Mäuschen, Igel – die niedlichen Tierkinder haben sich ausgetobt. Nun sind sie alle müde und zeigen dir, wo und wie sie einschlafen. In zauberhaften Bildern geht es auf eine abendliche Reise zu den liebsten Schlafplätzen unter dem Sternenhimmel. Und mit den schönen Gute-Nacht-Reimen fällt das Schlafengehen besonders leicht.

Für Mamas, Papas und größere Geschwisterkinder gibt es zusätzlich interessante, kurze Wissenstexte zum Schlaf unserer einheimischen Tierkinder und Pflanzen. So lassen sich Fragen zur Natur leichter beantworten.

Denn wer hätte gedacht, dass Seerosen so pünktlich ihre Blüten schließen, dass man schon fast seine Uhr danach stellen könnte?

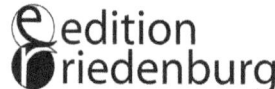